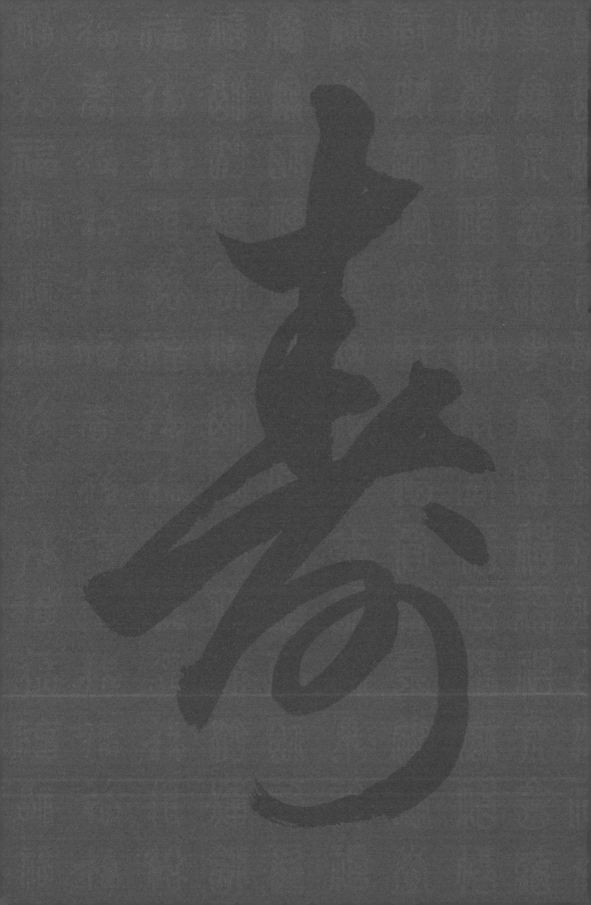

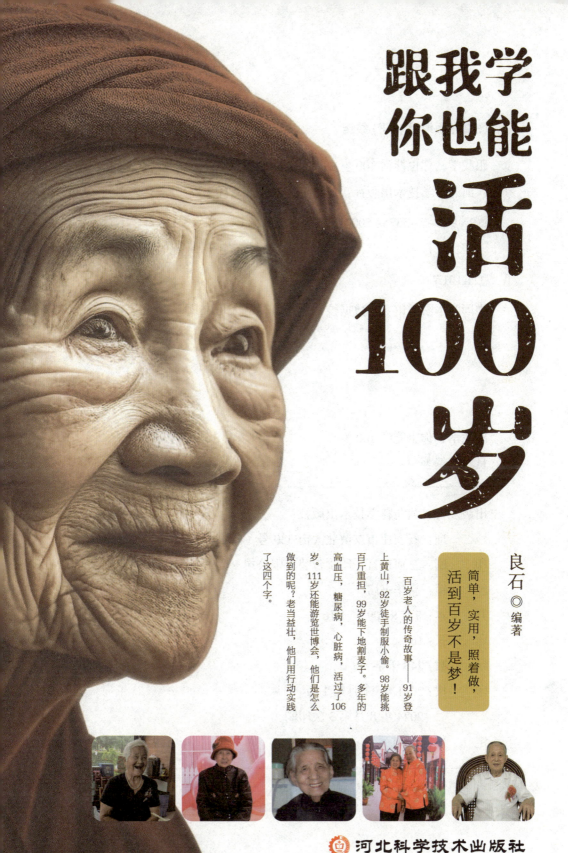

图书在版编目 (CIP) 数据

跟我学，你也能活 100 岁 / 良石编著. — 石
家庄：河北科学技术出版社，2011.11（2024.8 重印）

ISBN 978 - 7 - 5375 - 5004 - 8

Ⅰ.①跟… Ⅱ.①良… Ⅲ.①长寿 - 保健 - 基本知识

Ⅳ.① R161.7

中国版本图书馆 CIP 数据核字（2011）第 228836 号

跟我学，你也能活 100 岁

良石　编著

出版发行：河北科学技术出版社

地　　址：石家庄市友谊北大街 330 号（邮编 :050061）

印　　刷：三河市富华印刷包装有限公司

经　　销：新华书店

开　　本：787 × 1092　1/16

印　　张：16

字　　数：240 千字

印　　次：2011 年 11 月第 1 版
　　　　　2024 年 8 月第 3 次印刷

定　　价：59.80 元

活力永驻　健康百年

——再版代序

　　宁波四月，春和景明。花铺好色，鸟啭好音。在这美妙的时光，我欣幸接到良石先生的邀请，为他的再版书《跟我学，你也能活100岁》写序。

　　我平常叫良石先生小石。小石说："您在倡导和传播健康活过100岁的理念上是带头人，而且很早成立了百岁健康俱乐部进行实践，成功帮助百余人达成了健康百岁目标，所以给我这本书写序，非您莫属。"他好像说了一个我无法拒绝的理由。我先粗略地翻了一下他发来的书稿，发现书的理念和内容与我一直以来所努力的方向是一致的，都是想帮助更多的人实现百岁健康梦，而且事例都是真人真事，这些人创造的百岁传奇也各有妙招，借鉴性很强，于是我答应了他。

　　在仔细阅读书稿的过程中，我想了很多。现代人的寿命相较古人明显延长，活过百岁的也大有人在，这就是说经过自己的努力，人能活过百岁已没有什么悬念了。这让我想起几天前一位大姐说的话："我才不活那么长时间呢，到时候动也动不了，吃也吃不下，拖着病体连床都下不了，还连累儿女们要照顾我，这不是找罪受嘛。"其实这些年来，我一直在思考这个问题，即如何让更多的人在八九十岁甚至一百岁时还能生活自理，写写画画，传播文化，而不是整天躺在床上备受疾病的折磨。看着手中的书稿，我百感交集，感觉在践行这个理念的道路上，又多了一份信心。从我内心来讲，我知道独木不成林，想把这件事坚持做下去，单靠一个人或极少数人的力量是远远不够的，我希望更多的有识之士能携手同行，启发激励更多的人自觉努力践行。从这一点上说，我应该感谢小石的无私奉献，更感谢他的这本好书。

再想想自己多年的践行之路，在我创立的百岁健康俱乐部里，已有上百位健康达人和百余位健康百岁老人，通过践行"活到老、学到老"的原则，以及身心的修炼，还都在精神抖擞地为社会服务。国家级名老中医钟一棠先生一直坐堂至一百多岁，于102岁为我的企业"易中禾"题字，蒋思豫先生（于右任学生）于102岁为"易中禾"题"长寿府"。有位百岁黄浦十八期学员，每天写一千字，走一万步，唱几段京剧，或诵几首诗词，红光满面，几百人的场合，说话可以不用麦克风，总是给人传递正能量。我的爸爸80多岁，还担任老年支部书记、宁波老年大学诗社社长。有位大姐80余岁，容光焕发，随便弯腰双手撑地，还当几个单位的法人代表，日行三善，热心公益。还有一位80多岁的老人，原香港宁波甬港联谊会会长，在宁波有企业，总是在宁波与香港两地奔走忙碌，可他在香港的朋友有的要用三个保姆来烧饭、搞卫生、敲背等还是身体难受。大家问他为什么这么有精神，还不生病，他说："老天总是公平的，享福容易消福。你越勤快、越奉献、越得法，就越健康。"我的大师兄，原宁波市书法家协会主席，年近90岁了，还在白天晚上地为学生上课，特别是为宁波的寺院方丈书法水平的提升作出了巨大的贡献。另有一位近90岁的长者，曾任宁波市企业家协会会长，目前还经常活跃在公益活动一线发光发热。我脑子里蹦出一个想法：对呀，在践行健康活过100岁这条路上，志同道合者应该相互携手、彼此扶持。我在2008年和2018年分别出版了《争取活过一百岁》和《换种活法》两本书，有健康老人活动的照片，有相关的书法作品，为什么不提供给这本书让它们发挥更大的作用呢？于是我整理并挑选了一部分照片，发给小石，让他放到他的这本书里，一方面能将书装扮得更加精致，给读者一个视觉上的好感，更重要的是可以增加内容的真实性与丰富性，让更多的读者相信健康活过100岁并不是嘴上说说而已，而是真的可以实现。

至于怎么实现，我看书中近百位百岁老人的经验都可以借鉴，"正气内存、邪不可入体"，心情舒畅，五谷杂粮，七八分饱，清淡饮食，午后小憩，保持晨练，温水洗脚，防寒保暖，少看电视多活动，别让自己闲下来，多跑公园，少跑医院。有个爱好，少管闲事，广交朋友……这些都是十分接地气的常规生活习惯，不是什么高大上的口号，谁都可以做到，都是经过实践证明对健康长寿有益而可以借鉴的。小石还告诉我，这次再版他还增加了身边亲朋好友家健在的八九十岁老人的生活照和健康养生心得。我说好啊，你这样再版很有意义，更突出了我们所要传播的理念，同时也能增强读者的信心，让读者从生活中感受到实实在在的健康长寿路径。

当然，健康活过100岁这个目标能不能实现，与遗传、环境、个人生活习惯等多种因素有关。但是，个人在生活习惯和生活方式上所做的好的调整，如用好呼吸调理等，一定是对健康长寿存有百利的。今天，社会不断发展，科学技术突飞猛进，特别是人的精神境界不断提升，百岁健康将不再是一种梦想，它一定会在我们这一代成为普遍的现实。

此外，我需要特别强调的是，活过 100 岁不是真正的目标，人生的根本是健康快乐每一天，这种健康快乐不会随着年龄的增长而消减，反而会更充沛、更丰满，这就是平常大家所说的人的生理器官会随年龄自然衰老，但只要人心不老，青春就永在，活力就相随，而且会对社会有所贡献，这才是人生追求快乐的根本，人生的意义所在。

最后，我衷心希望，我和小石以及同道人所坚持的百岁健康理念，通过我们所付出的努力，能引领更多的人踏上百岁健康、百岁快乐之路。

周 芳

中国书法家协会会员

宁波新芝生物科技股份有限公司董事长

宁波易中禾仙草园创始人

健康活过百岁倡导者、百岁健康俱乐部创始人

2024.04.10

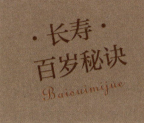

序言

跟我学，你也可以活百岁

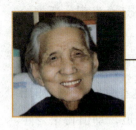

　　长寿——自古以来就是人们追寻的目标，从历代社会的帝王到现如今的普通百姓，人人都渴望"长命百岁"。在古代，七十已是"古来稀"，而现在随着人们的生活水平、医疗水平逐渐提高，大家通过各种各样的养生方法维护健康，七八十岁已经稀松平常。可见，只要掌握一定的养生之道，长命百岁就不再是梦想。

　　百年的生命年轮，跨越的不仅仅是时间，还有人生经历、磨难和感悟。从几十位百岁老人硬朗的身躯中，我们看到了健康的养生之道；从精神矍铄的老人那感恩的笑容里，我们读懂了智慧的生命禅机、长寿的不老秘诀。

　　在诸多百岁老人所谈到的各种养生秘方中，我们听到最多的是"生活开心"。任何一个人，不管你处在什么样的年龄段，心情好最重要，套用一句流行语——"心情好，胃口就好，吃嘛嘛香"。以前听说过这样一个故事，西方一个癌症患者知道自己癌症晚期的诊断结果后，决定开心度过自己所剩不多的时日，于是专门到一个酒店里订了一个房间，每天看电视节目里播出的笑话、小品等节目，保证自己每天开怀大笑，坚持了一段时间后，自己的癌细胞竟然奇迹般地消失了，身体恢复了健康。总以为这就是故事，现在相信这是事实了，因为心情好确实治大病，防大病，还保你长寿。

除了精神上保持愉快之外，生活中我们能做的还有很多，如保持良好的饮食习惯和起居习惯，培养自己的兴趣爱好，以爱的眼光去发现和感悟身边美好的人与事，慢慢地，你收获的不仅仅是身体的健康，还会发现生活带给你的美好。

本书为您介绍的，是众多百岁老人带给我们的长寿智慧，内容涉及百岁老人的生活经历、传奇轶事、养生观点、长寿之道等。这些百岁老人透露出来的健康长寿的关键词，虽然不能完全代表健康长寿之道，却值得中老年朋友们学习借鉴。

百万财富，一次机会就可能得到。百岁生命，却要用一生的智慧才能得到。了解百岁健康老人的生活，知晓他们丰富多彩的健康方法、长寿之道，从这一刻起，让自己的身心更加健康，让自己的生活更加快乐。

目 录

第3章　积极心态，百岁并非难上难

第4章　运动养生，练好身体活百年

第8章　千奇百怪，百年岁月这样来

早睡早起，吃饭八分饱
不挑食，不贪吃，再好的东西也不多吃

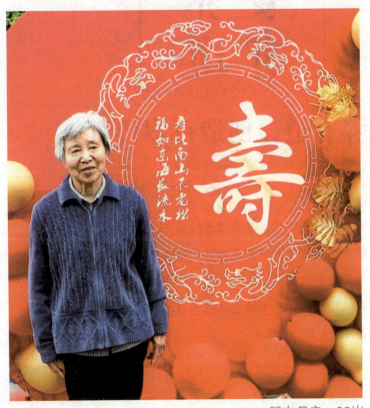

朋友母亲：90岁

　　一位朋友的母亲，90岁高龄了，身体状况非常好，各种指标都正常，很少吃药。生活很自律，早睡早起，吃饭八分饱，不挑食，不贪吃，再好的东西也不多吃。爱学习，天天看报纸。喜欢散步，打太极，练中国功夫，说宁可多去跑公园，也不去跑医院。

第一章

食养有道
SHIYANGYOUDAO

食养有道，创造百岁传奇

　　谁都有一个长寿的梦想，皇帝想着炼仙丹，江湖术士求长寿秘诀，甚至很多的武侠小说中都是以长生不老作为争名逐利的最终目的。虽然长生不老在现在的科技水平下不能实现，但是，长寿就在你的身边！现在就开始注意你的入口之物，随时随地为你的生命积淀百年的岁月。

韩玉珍：*104*岁

——五谷杂粮不可少，百岁离你并不远

人作为杂食动物的一种，对食物中营养的要求也是多样化的，从饮食开始进行健康调整，首先要注意食物的多样化，在一日三餐中增加对五谷杂粮的摄入，以达到五谷以养的目的。

正如医书上说道："五谷以养，五果为助，五畜为食，五菜为充。"这里的"五谷""五果""五畜""五菜"，几乎包括所有谷类、豆类、果品类、禽畜类、蔬菜类食品。在科学量化营养的今天，一个正常的人，每天至少要吃14种食物，才能满足自己的生命需要。但是随着生活水平的提高，人们往往重视鸡鸭鱼肉的摄入，或者高价格的补品，而忽视了对于五谷杂粮的需要。长期偏食，只会引起身体发展的不均衡，用中医的说法就是阴阳不调，所以，坚持多样化的饮食习惯，不挑食，不偏食，就会补养精气，达到益寿延年的功效。韩玉珍老人之所以能够百岁不逝，就在于老人坚持均衡饮食，五谷不挑，达到了食养的疗效。

韩玉珍是河南省唐河县团员镇有名的百岁老人，她19岁结婚，婚后生育了2儿1女。韩玉珍的老伴并没有陪伴她活到百岁，已经先她而去，享年72岁。韩玉珍现在和她80岁的女儿一起生活，可以说是安享晚年。

韩玉珍的一生充满了颠沛流离。在1941年，日寇侵占中国，韩玉珍在兵荒马乱、民不聊生的背景下，远走他乡，直到新中国成立后，才有了固定的居住之所，她一生勤劳，不仅负担全家人的衣食住行，还成为了整个家里的顶梁柱。历经百余年岁月的她，除听力有所下降以外，身体一直都比较硬朗，偶尔感冒也不用打针、吃药，过几天就自然痊愈了。如今，

虽逾百岁，她与别人说起话来仍然声音洪亮、清楚，一点都不像过了百岁的人。

被问及长寿的秘诀，韩玉珍的第一反应就是——"什么都吃，不能挑三拣四"。的确，韩玉珍一家算是村里知名的长寿一家，韩玉珍作为顶梁柱已经过了百岁生日，她的丈夫活了72岁因病去世，子女也都基本超过了80岁，这一家人的长寿就归功于韩玉珍对于一日三餐的安排，三餐中荤素搭配，保证每天的营养要求。

随着年岁的增长，韩玉珍老人在饮食方面，虽然比不上青壮年时吃得多，每天的早餐固定吃一碗糯米掺几个红枣煮成的稀饭。三餐中面食和米饭交替作为主食，时令蔬菜、水果作为副食，韩玉珍还喜欢吃荤腥，平时可以吃小半碗粉蒸肉，讲究有荤有素，这在她这个年龄实在难得。韩玉珍老人尤其喜欢摄取热食，从来不吃凉冷食品，不喝凉茶。这些饮食习惯也为她的长命百岁打下了基础，其中不难看到中医理论中的养生之道。

韩玉珍老人还介绍了她的起居规律：每天晚上7点钟就寝，次日早上7点钟起床，中午睡会儿午觉，无论寒暑都是如此，起居和饮食规律的养成让老人的生活十分有序。韩玉珍老人长期独居，到了晚年，生活上虽然不能完全自理，却也没有大病。老人说，这一生到了晚年还能无忧无虑，从从容容，实在是人生之福。

像韩玉珍老人这样有着良好饮食习惯的百岁寿星不在少数，看起来长寿并不是什么不可及的神话，只要从身边的饮食习惯做起，就能向百岁迈进一步。如果一定要为长寿找一个固定的规律，饮食均衡就是其中之一。

综上所述，人们都不难发现，只有正确有效的饮食才是健康的保证，如果每个人都能把食物不仅仅看作生命的延续，更是当做生命的健康保障，那么想要长寿，甚至不用什么上下求索的神功秘诀，只是平平常常的五谷杂粮就会为你带来不可思议的功效。五谷中最让人心动的就是种子萌发的力量，当这种力量化作食物入口，当然会带给你充沛的生机，接下来，简单为大家介绍五谷的养生功效，以及简单易行的食用方法。在体验五谷养生的同时，也为你的餐桌增色不少。

长寿贴士：五谷功效

古书和医书中，定义五谷为稻、黍、稷、麦、豆，泛指粮食作物。但是所谓的五谷还是受到了五行的影响，一般来说五谷泛指几种主要的粮食作物，在《本草纲目》中，五谷各有功效，现在简单整理如下。

绿豆：清热解毒、消暑、利水，做枕能明目、治头疼。

花生：养血、润肺、补虚。

黄豆：软化血管、防衰老，含人体必需的大量蛋白质、磷、铁、维生素。

豌豆：抗癌、降血脂。

红小豆：养血补血、利尿、去水肿、补肾。

黑豆：补肾助肝、补铁、明目、抗衰老、护青发、防早白发，黑色食品。

薏米：利湿、健脾、除痛、清热排脓、抗癌、抗风湿、美容、增强免疫力等功效。

糯米：健脾强身。

小米：健脾、补虚，对身体衰老、经常胃痛、腹泻、消化不良的患者有疗效。

玉米：被誉为黄金食物，含丰富营养物质，玉米的抗癌作用引起世界医学界的极大重视，能吸收部分体内葡萄糖，对糖尿病有缓解作用。

燕麦：是药食兼优的营养保健品，含糖分少，蛋白质多，是糖尿病患者的优良食品。

荞麦：富含硒、铬微量元素，是糖尿病患者的理想食品，还可增强视力，抗衰老，防白内障。

简单小食谱

适合大众的五谷杂粮饭：焖大米饭时加入少许玉米碴、红小豆、黑米、小米，即可做出粮豆互补的营养饭，营养价值可成倍增加。

适合中青年的高粱黑豆大枣饭：选高粱50克，黑豆20克，大枣10个，白糖30克。高粱、黑豆都是"皮糙肉厚"的食物，因此，做之前您最好先用水泡上四五个小时。然后将泡软的高粱、黑豆以及准备好的大枣放入适量清水，再加入适量白糖，蒸熟后即可食用。

另外，五谷豆浆，五谷米粥，都是养生极品，一般来说，做五谷食物的时候随自己心意搭配就可以，不必要追寻精确的比例，有时随意搭配的五谷饭，反而吃得香甜又味美。

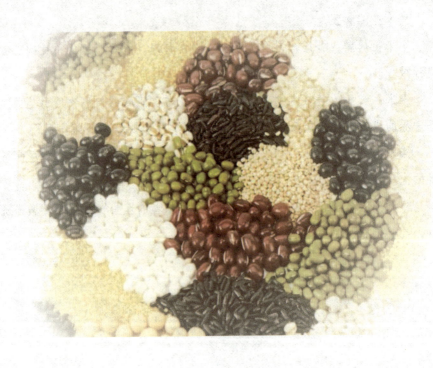

彭竹秀：103 岁

——吃好还得喝好，每天水分不可少

水是生命之源，喝水看起来是最简单的一件事，同时也是最不简单的一件事。每个人都知道，没有食物，一个人可以活 7 天甚至更久，但是要是没有水，最多活不过 3 天。水对于人体，不仅有调节身体温度、输送氧和养分的作用，还有带走废弃物，协助肝、肾功能，溶解维生素和矿物质的功能。现代的科学调查显示，一个正常人每天应该需要摄入的水分为 1.5 升左右，大约折合为 8 杯水，所以也就有一天喝 8 杯水的说法。但是也要根据个人的生活习惯和运动量合理饮水。这里彭竹秀老人告诉我们，多饮水和长寿也有着直接的关系。

彭竹秀老人已经是十里八村里有名的寿星了，今年刚刚过了 103 岁生日，在一个五世同堂的大家庭中安享晚年。虽然老寿星已经 103 岁了，但是老人的身体并没有什么特别不适，今年一家子陪老太太去市里的医院体检，还被医生称赞老人的身体比好多 60 岁的老人还健康，可以说，彭竹秀不仅仅是这一家子的精神支柱，更是这一家子的骄傲。但是说起彭竹秀的养生秘诀，竟然古怪得很——多喝水，多吃肉。

老人的丈夫是个老红军，彭竹秀嫁过来以后一共生育了 10 个儿女，除了大女儿在 40 岁的时候因病离世，其他的 9 个孩子都身体健康，最大的 80 多岁，最小的也 50 多岁了。彭竹秀老人除了照顾自己的 10 个孩子，还认了 2 个干儿子，一生操劳的彭竹秀为了整个家的运转费尽心力，即使老人现在 103 岁了，还是这一大家子的主心骨，用老人的话说就是"不知不觉就已经五世同堂了，曾孙子都有小孩了"。

老人多次被问及长寿的秘诀，老人表示自己也不清楚，倒是老人的儿媳因为多年照顾老人总结出来老人的健康秘密，就是多喝水，老人几乎到哪里，都会保证身边有一杯水，每天喝水的次数和时间几乎都固定下来。"也许就是因为老人爱喝水，所以她也不怎么忌口，像人家说的什么养生，她都不怎么注意，还特别喜欢吃辣的，说辣椒容易下水。甚至都这么大岁数了，还特别爱吃炖烂了的肥肉，也不担心消化不好，应该跟老人爱喝水有一定的关系。"老人的儿媳这样总结老人的长寿秘密。

彭竹秀自己也承认并不喜欢运动，"年少时太操劳了，老了我可是四处跑不动了。"老人每天会挑固定的时间静坐，睡觉，身子骨还是很硬朗，像她的儿子媳妇得的什么高血压、糖尿病，老人都没有，除了有牙齿脱落、耳背以外，还真的就跟一个60多岁的普通老太太一样。"如果真要找个原因，那就是我比较爱喝水吧，觉得水甜甜的，好喝。哈哈……"老人开怀地笑着，常喝水就这样把百年的岁月带给了彭竹秀。

彭竹秀的喝水秘诀其实也不算是秘诀，因为每个老人都会喝水，但是活过100岁的老人在其中占的比例却并不大，这里就要关注一下饮水的时间，其实并不像研究报告上说的那样，必须要多长时间喝多少量水，其实喝水主要还是讲究随时随地。也就是说，你不能等到口渴了再喝水，口渴其实已经是一种脱水症状了。

所以，喝水的时间应该平均，白天和晚上都要适当喝水。避免在短时间内摄入大量的水，这样既不会造成水的浪费，也不会给身体增加压力。还有一个原则是"睡前少喝、睡后多喝"，睡前过多饮水会造成眼皮水肿，夜尿频繁，影响睡眠质量。但是经过一个晚上的睡眠，人体流失的水分约有450毫升，早上起来就需要空腹喝杯水进行补充，不仅有益血液循环，还可以促进大脑清醒。

只要把握好这两点，喝水可以为你的生命打下基础，有时候长寿就是需要这样慢慢积累，只要坚持就有效果。

长寿贴士：喝水的注意事项

　　虽然说每天需要喝8杯水，但是，要注意牛奶、果汁和其他的饮料类也都有约90%的水分含量，也在帮助你达到对水分的需求，这时就要减少白开水的摄入。含咖啡因的饮料和酒精类属于利尿剂的一种，会增加液体的流失，所以它们不能算含水饮品来冲减白开水的需要，而且你每喝一杯含咖啡因和酒精类的饮料时，需要再喝一杯白开水。

　　还有就是注意额外的不正常症状，如果你出现不正常的口渴状态或是尿频，就需要寻求医生的协助来找出问题。口渴感觉和尿液的增加（分量和频率）可能是疾病的症状，包括不同程度的糖尿病。

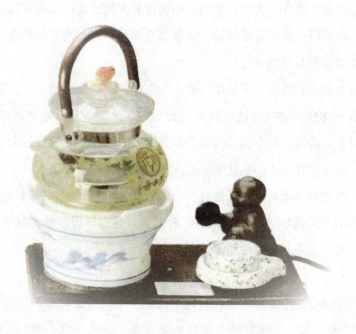

冯玉珍：105岁

——一杯牛奶，两个鸡蛋，一个寿星

有一个说法是说"物质的人比精神的人难伺候，因为精神的人只要一个好的心态就可以了，但是一个物质的人不止需要各种各样的摄入物来满足各种不同的要求，并且还需要日复一日地悉心保护。"就像人的身体，只有均匀吸收各种营养成分才能维持在健康人的状态，不然就容易疾病缠身，就算是再好的精神状态，也不能维持长寿。

人体逐渐老化，消化能力的下降更是明显，所以在饮食中就要注意营养的搭配，鸡蛋就是这样一个适合中老年人消化的食物，而鸡蛋搭配上牛奶，就成了对健康有益的最佳组合。其实，牛奶配鸡蛋也并不是什么神奇的东西，众所周知牛奶含钙，并且可以预防骨质疏松，鸡蛋富有多种营养。两者搭配除了能全面营养以外就是能够相互辅助吸收。

人体对营养的吸收并不是像大家想的那样，吃进去，消化了，就吸收了。人体的吸收更多的是讲究按比例吸收，比如很多人就发现，吃维生素C片，倒不如吃水果补充得快。其中的原因就是因为维生素C片单一含量过多，身体只能伴随吸收，按比例算下来的确还不如吃水果吸收的维生素多。所以，现代科学的解释就是，牛奶和鸡蛋搭配，是最好的吸收效果。

早晨两个鸡蛋加一杯牛奶，冯玉珍老人就是这样慢慢地走过了105个年头，多年后大家才发现其长寿的秘密说起来竟然是这样平凡。

冯玉珍在1906年出生在天津宁河造甲城的冯台村里。17岁时出嫁到天津的和平区。后来定居小白楼的安善里，这一住就是80多年，共有5

男 2 女。子女中的大儿子在战争时期为国而亡，而老人的哥哥在 98 岁去世，姐姐在 95 岁去世，也都算是高寿了。

冯玉珍现在虽然 105 岁，但是眼睛不花，头脑清楚，只是像大多数老人一样，耳朵有些背。虽然早年抽烟，但是并不喝酒，烟后来也慢慢戒掉了，不过这吃鸡蛋喝牛奶的习惯却一直延续着，就算是计划经济的年代，鸡蛋不好买，冯玉珍的子女也会四处去买鸡蛋，大家普遍都认为这对老人的长寿有一定的影响。

冯玉珍还喜欢打牌玩麻将，时不时和小辈的玩上两局，反应一点也不慢，所以现在老人的头脑也十分清楚。老人自己理自己的钱，把每月的烈属抚恤金、退休养老金、百岁补贴算得清清楚楚。老人自己聘了一个 24 小时保姆，所以儿女们并不在身边照顾。用老人的话说："自己还能动弹呢，干吗老是麻烦别人呢。"但是孙辈们常来探望。老人的晚年可以算是既安康又幸福。

• 鸡蛋中含有胆固醇，所以很多老人都避免吃鸡蛋，就算吃的话也会把蛋黄抠出来。但是随着科学认识的增加，这一说法被逐渐淘汰了。蛋黄中含有丰富的卵磷脂，是一种强有力的乳化剂，能使胆固醇和脂肪颗粒变细而悬浮于血液当中，不会堆积在血管壁造成血液胆固醇增加，甚至堵塞血管。所以适当地吃鸡蛋，全面均衡的营养大餐就在身边。

鸡蛋能孵出一个健全的小鸡，这足以看出鸡蛋的营养相较于其他食物来说是比较全面的，科学研究也证实了这一说法，鸡蛋的营养最容易被人体按比例吸收，利用率高达 98% 以上。当鸡蛋搭配牛奶食用的时候，更加符合人体的需求比例，也更容易吸收，在现代医学，鸡蛋被证实有助于健脑益智，保护肝脏，养护肠胃，防止动脉硬化，预防癌症，延缓衰老。

而牛奶，富含蛋白质、脂肪、碳水化合物、钙质、水等齐全的营养因素，经常喝牛奶绝对可以改善老人骨质疏松的情况。在老龄化严重的当代，不止老人，很多中年人就开始有了骨质疏松的病痛，轻者腰酸背痛，重者驼背牙齿脱落。骨质疏松直接面临的解决方案就是补钙，但是无论从科学研究所，还是大型的疗养院，许多专家都不建议使用钙片，相应的，却提倡喝牛奶，因为牛奶所含的钙是乳化钙，不仅其本身容易被人吸收，其所含的钙化比例也符合人的吸收比例。牛奶中的维生素也比较全面，正好弥补了鸡蛋中维生素缺乏的事实，所以，了解鸡蛋配牛奶的早餐，也是长寿的必修课。

长寿贴士：鸡蛋的做法与营养

鸡蛋的吃法多种多样，好像现在小孩子学做饭就是从炒鸡蛋开始的，但是就营养的吸收和消化来讲，鸡蛋蒸熟或煮熟的营养为100%，炒蛋为97%，炸蛋为81%到98%，开水或牛奶冲饮为92%，生吃为30%到50%。所以在有条件的情况下，尽量选择煮鸡蛋，或者做鸡蛋羹和蛋花汤比较适合鸡蛋营养的全面吸收。但是鸡蛋中维生素并不多，可以通过喝牛奶，吃一些果蔬来做补充。

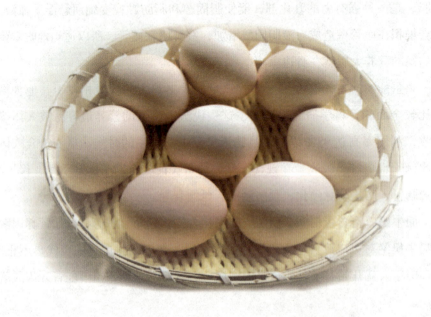

夏女省：*108岁*

——吃饭定时还要定量

　　吃饭并不是吃饱了就得了，吃完了就好了。吃得过多会为自己的身体增加负担，吃得过少则不能满足身体的需要，所以吃饭就需要你自己进行控制，定时定量吃饭，也不用刻意地规定什么标准，本着营养全，适量吃就可以了。

　　但是任何事情都是说起来容易做起来难，我们在控制饮食方面就不妨跟夏女省老人学一下，为自己想要达到的长寿目标做适当的安排，并且争取养成相应的习惯，不知不觉你就发现自己身体逐渐改善，生命就在这一天天的坚持中不断延长了下去。

　　夏女省在江西省寿星中排名第5位，是南昌市最年长的老人之一。已是108岁高龄的夏老还能拄着拐杖到孙子家里去串门，从外表上根本看不出来是一个已经108岁的老人。但是老人耳朵很背，眼睛也不是很好，这主要还是夏老年轻的时候太过于操劳留下的病根。

　　夏老的前半生其实过得要比一般人贫苦得多，生了十几个小孩，但是最后活下来的只有1男1女。夏老的儿子说，生他的时候，脐带都是母亲自己咬断的，在自己两岁的时候，父亲就离开人世，无奈之下母亲只好带着孩子在附近几个村庄讨饭吃，直到孩子都大了，老人才和子女一起回家种地，所以夏老的身体底子并不是很好。

　　但是老人吃饭一直都是有计划地吃，早上吃粥，中午肯定只吃一碗饭，晚上基本不吃，并且定量地吃白糖。夏老的儿子说，十几年前，老人听邻村的姐妹说吃白糖可以防止头晕，老人就开始养成定量吃白糖的

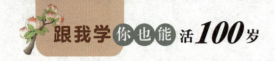

习惯。

夏老把自己的长寿看做是老天的恩赐，以前都是饥一顿饱一顿的，所以自从能吃上饭以后，夏老就养成了这样的一个习惯，一日三餐，定量地吃，不多吃，也不少吃，让自己不饿也不撑。就是这样，老人的年纪虽然大，但是独立生活并不是问题，吃饭、上厕所、睡觉都不需要特定的人看管。有时候大家也都说不清为啥老人可以这样长寿，按说，老人的身体刚开始并不如其他的老人看起来硬朗，但是，老人就是这样慢慢悠悠地活过了100岁的"坎儿"，现在就要活到110岁了。

老人自己说是吃东西上的讲究才造就了自己的长寿，仔细想来并不是没有联系的。每个人对于食物的负担程度并不一样，有的人可以吃好几个馒头，但是有的人吃半个就觉得饱了；就算是两个人吃的一样，能完全消化的比例也不一样，选择适合自己的饮食方法和饮食用量，就可以真真正正吃得好。

其实食物可以换算成热量，而热量就是维持一个人进行正常生活的保障，无论你坐立行走，还是工作思考，都是需要进行热量的消耗，因此，你可以为你的身体制订出来大概的热量需要范围，当你吃得过多时，热量剩余，就会转换成脂肪，不仅影响身材，更会损害身体的健康，由于暴饮暴食而产生的高血脂、糖尿病屡见不鲜。所以从食物的热量入手，控制好每天饮食的种类与数量，就是健康长寿的最有效方法。

长寿贴士：老年人需要什么饮食

因为身体消化系统的限制，老年人的饮食应当保持低热能、低脂肪、高蛋白质、多种维生素和无机盐的平衡膳食。对于60岁以上的老年人，可按每天的活动量合理安排饮食。

1. 食物的内容和食物的量。一日主食量应掌握在250～300克。蛋白质食品，如牛奶每天最少250毫升，甚至可增加至500毫升，最好饮酸奶。鸡蛋1个，肉类100克，豆类100克，蔬菜400～800克，植物油20～30毫升，盐4～6克，水果1～2个。把上述食物安排在各餐次中。根据早餐要吃好，午餐要吃饱，晚餐要吃少的原则，早餐与午餐可安排丰富些。注意食品花样要多，肉类食品可多选用鱼肉，注意粗细搭配等，并可多食一些有保健作用的食品，如豆制品、木耳、银耳、海带、紫菜、香菇等。加餐可用酸奶、水果等。

　　2. 餐次安排。每天5～6餐，3次正餐之间可加1～2餐。老年人睡前可饮用牛奶，这对睡眠有好处。

　　3. 烹调时要少用油，使食物清淡、易消化。

　　4. 饭后不再吃甜食，不暴饮暴食，少吃辛辣厚味、油炸食品。

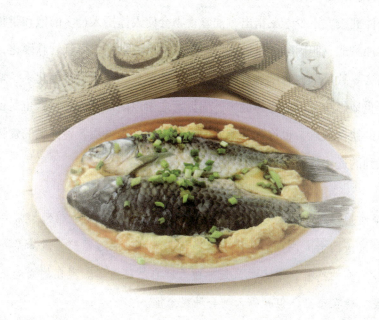

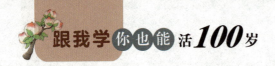

周振清：**102**岁

——不煎不炸少油腻，清茶淡饭重保养

只要是略懂养生学的人，大多数都知道这一条养生常识——少食油腻。但是，油腻并不止是大多数人所说的大鱼大肉，而是脂肪和胆固醇含量高的食品。如部分油炸类，动物的肝、脑、肾、肠等，都是油腻的食物。这里尤其要注意的是，部分点心也算是油腻类的食物。

也许有的人会认为，自己不需要减肥或者节食，所以就简单地排除了对油腻食物的警惕性。这里要更正的是油腻食物不一定会影响身形体态，但是却一定会影响你的身体健康。不少专家指出，油腻食物会使人体摄入过多的饱和脂肪，使得血液中甘油三酯、胆固醇含量过高，甚至出现血液黏稠，血管动脉硬化，血管栓塞，最终会导致心脑血管疾病。由此可见，油腻食物不仅会给消化系统增加负担，更会严重地影响我们的身体健康。周振清之所以能活到 102 岁，也是得益于这种少油腻的饮食理念，也许你并不能完全禁止自己去食用各种油腻的食物，但是你可以做到的远比你想象的多。

周振清是四川陈仓区酒精厂南区的一名百岁老人，老人信佛，常年吃素，饮食清淡的老人注重保养，五十多年几乎都没去过医院，就算是一般人要持续一周的感冒，老人也只是一两天就自然痊愈了。现在的周老虽然腿脚不便，待在家里，但是每天都会诵经念佛。

老人和自己七十多岁的女儿女婿生活在一起，当被问及老人的长寿秘诀时，老人竟然自己分条总结了起来，原来老人每天都会按时吃三餐，早晨 8 点的早餐，中午 12 点的午餐，还有下午 4 点左右的加餐，在这三餐中，一直都没有油腻的食物，基本上都是鸡蛋、牛奶、蜂蜜，还有各种疏菜鲜果。在老人看来，没有油腻的一日三餐造就了老人的长寿和身体健康。

老人每天都要诵经念佛，还喜欢把玩山核桃来刺激手上相应的穴位，长时间刺激神经末梢使得老人手更加灵活，但是老人的腿脚不是很方便，大多数时间只能待在家里，老人爱拉家常，无论是孙子辈还是儿子辈的，只要是来看望老人陪老人说话，老人都很知足。"大家都要快乐，都要幸福，那才是真的好日子。"老人总是这样说，像个孩子一样知足常乐。

每个人应该都不难发现，当自己食用油腻的食物和瓜果蔬菜等清淡食物时，自己的身体是有不同的反应的。科学研究发现，油腻的食物主要是以脂肪、脂肪酸为主，还包括一些食物在加工中产生的物质，但是瓜果蔬菜中就相应地含有人体所必需的蛋白质、氨基酸、维生素、膳食纤维等易于消化的营养成分。这也就是为什么肠胃不好的人反倒不应该大补肉类，而应该注重对平时瓜果蔬菜的摄入量，这样不仅不会加重消化系统的负担而加深病情，反而还会高效地缓解病情。

这里虽然劝养生者少吃油腻，但是不能不吃油腻。且不说当我们的饭菜中丁点儿的油星都没有，是多么影响食欲的一件事情，重要的是，油脂也是我们所必需的一种营养。脂肪作为人体主要的组成部分之一，不仅是生命体的主要"供能者"，还是细胞框架的支持者。脂肪的正常含量会保护我们的内脏，维持我们的体温，减少器官的摩擦进而防止器官衰老，同时还有助于我们吸收必要的养分，所以说一提起脂肪就深恶痛绝是不对的，毕竟脂肪、水和蛋白质并称为人体的三大基石。所以正常摄入脂肪，不仅不会伤害身体，相应地还会带给你更好的精神状态。总之，还是要合理饮食，只有多样化的饮食才能造就最良好的身体健康状况。

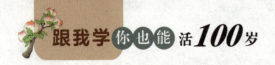

长寿贴士：吃什么食物解油腻

　　无论你再怎么小心，都是免不了摄入油腻食物的，尤其是避不开的一些应酬，还有过年过节家里准备的大鱼大肉，这时怎样才能把伤害降到最低程度呢？这里为大家介绍一些方法，希望大家用来在饱餐之后解油腻。

　　多喝开水：水是代谢的基本保障，在油腻食物之后多喝开水不仅可以加快肠胃蠕动而减轻肠胃负担，也可以让食物中的有利物质尽快被吸收，从而把有害物质尽快排出体外。水还有稀释的作用，所以可以有效减轻肝脏代谢负担，大鱼大肉之后喝点水，就可以有效缓解油腻食物带来的身体伤害。

　　尝试吃助消化的水果、蔬菜：水果、蔬菜中含有大量的蛋白酶和纤维素，这都会有益于肠胃的消化，比如木瓜中的木瓜蛋白酶就有很好的分解油脂的功效，还有萝卜中的维生素C和纤维，不仅有助于解油腻，还可以助消化。

　　最后，还是希望养生者可以从开始吃的时候就注意这入口之物，毕竟吃进去再想出来就会很困难，要经过无数次的消化和代谢，才会缓解油腻食物中的有害物质，所以要把好入口关，不让影响健康的食物危害我们的身体，不给消化问题留有余地。

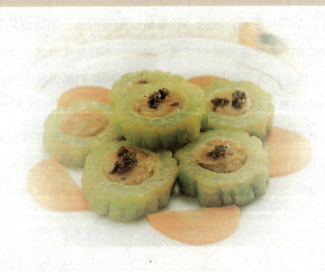

柳春英：*105*岁

——吃饭八分饱，不为身材为健康

很多人一想到冬日的乡村，就会不约而同地想到那金灿灿的阳光，还有村庄所独有的静谧祥和，也有人会想到村庄里的老人懒洋洋地晒着太阳。也许就是从小的穷苦生活，让柳春英老人活到了 105 岁这样的高寿。

不少研究人员发现，发达的城市中没有很多的长命百岁的人，但是并不富裕的乡村中，却经常有长寿且健康的人出现。其实除了山水灵气、人文情怀之类的外在条件，很多时候，并不富裕的乡村老人却能长寿的原因就在于他们吃不饱的习惯，正如前一节说到的定量吃饭，但是要是顿顿都要求你不能吃饱，最多就是八分饱，那你能不能接受呢？

也许，减肥中的人会二话不说地点头。但也许有人会质疑，老人不是安享晚年的时候吗？啥好吃就吃啥，啥喜欢吃就吃啥，啥有营养就吃啥，不仅可以为老人带来口腹的满足，还能健胃健脾，为什么一定要限制呢？

有句老话说，皇帝是最容易得厌食症的。当一个人长期处于大鱼大肉、山珍海味的日日饱餐，他的肠胃就会首先抗议，接下来就是身材变形，然后就会慢慢地带来不同的疾病，身体也就慢慢地把吃饭当做负担。这时我们就要学习柳春英老人，积极地面对饥饿的状态，从饥饿中找到健康。

柳春英年轻时也是十分困苦的，她不止一次说："年轻时俺遭老罪了，吃不好、吃不饱，身体很弱。现在好了，天天能吃到馇馇，身体也越来越好了。"那种饥饿生活带给老人的除了积极的心态，就是吃饭八分饱的习惯。

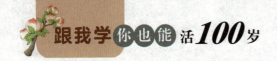

柳老现在生活在四世同堂的大家庭里，有4儿1女，祖孙加起来有几十口人。现在生活虽然能够自理，但是为了方便照顾，还是跟年近70的儿子住在一起。老人虽然年轻时因为贫苦留下不少病根，但是年老了倒也算是健康，以前那些所谓的病根也都不算什么了，老人平时说话很慢，但是耳不聋、眼不花，耐心听的话，柳老的话也算是口齿清楚、思维清晰。

柳春英的生活非常有规律，每晚8点半就会按时睡觉，早晨5点半准时起床，中午肯定是要保持半个小时到1个小时的午休；柳老对自己的饮食也十分讲究，每天多以馒头、蛋类及萝卜、白菜等清淡蔬菜为主，基本不吃肉食。并且，柳春英老人强调，每顿饭只吃八成饱，不挑食、不暴食，这才能让自己的身子骨轻松。

老人八十多岁的时候还能跟着村里的老人一起跳秧歌，现在虽然腿脚不灵便了，还保留着饭后喜欢出去走走的习惯，也十分喜欢晒太阳，经常围着一件毛毯，坐在靠窗的土炕上，透过玻璃，享受温暖的阳光。

用柳老的话说："俺年轻时能干在村里是出了名的，下坡种地、绣花缝织样样都行，现在老了，孩子们都不让俺做了。勤劳动，才能身体好啊。"

老人的儿子张行玺插话说，老娘虽然年迈，但从不愿意闲着，每年都要轮流帮儿子们摘花生、剥玉米皮，衣服、被褥都坚持自己洗、自己缝，不喜欢别人帮忙。老人的心态非常好，性格平和，从不嫉妒他人，也不会背后议论人，与儿媳、周围邻居的关系，一直相处得很融洽。

"4个儿媳，孙子们对俺很孝顺。可惜俺老了，成累赘了，不能帮他们做什么了。"老寿星感叹地说，"俺经常叫他们要忆苦思甜，不能被现在的乱七八糟的东西骗了，毁了肠胃不就是毁了身子？"

在老人看来，也许活这么大岁数是一件轻轻松松没怎么注意就发生的事情。也许就是因为老人的合理饮食，才会有健康的身体去做任何她想做的事情，达到长寿也就不过是小菜一碟了。

很多人都觉得看专家介绍的，吃各种复杂的养生食谱还不一定能治病呢，不吃难道就能治病，甚至益寿延年吗？其实在日本就有学者做过这样的实验。参加实验的人开始慢慢减少吃饭的食量，在开始的六七天中，实验人基本上没有什么发现，但是从第7天开始，人体的白细胞猛增。白细胞其实就是人治病的"药"，白细胞消灭人体内的病毒；细菌，甚至坏掉的细胞，这样才会保证人的健康，而现代医疗，追求的增加免疫力就是说的增加白细胞浓度。

就是这样，当人体处于一种饥饿状态时就会为生命增加一定的免疫力，在这里，并不是要求老年人绝食，绝食只会引发更复杂的疾病，只是要求大家能控制住口腹之欲，给自己的胃和身体都留一点空间，这样无论是对于长寿还是生命本身，都有着积极的影响。

长寿贴士：老人食欲不佳怎么办

相对于解决食欲旺盛，倒是老人的厌食让大家不知所措，所以这里介绍一点解决老人厌食没食欲的方法。

1. 勾芡淋汁。一般来说，老人的饮食应该少盐少糖。在这样的原则下，做菜时，先以少许的糖和盐调味，然后把调味较重的汤汁淋在菜上，或勾芡；也可以在水煮的食物上淋上汁再入口。这样甜味和咸味只浅浅铺在食物表面，不但可以满足舌头的欲望，也不必担心摄取过量的盐和糖。

2. 代糖代盐。另一个方法是以代糖和代盐取代白糖和食盐。这样既可满足甜食欲望，又不会威胁身体健康，其法也适用于有糖尿病的老人。此外，也可采用低钠盐和低盐酱，不过肾功能较差的老人家则不适合。

3. 趁热食用味正香。食物香味的控制也很重要，因为香味有刺激食欲的作用。控制食物的温度，是锁住香味的重要步骤，所以食物必须趁热吃，或者上桌时才浇上热汤汁，都可以取得相当不错的效果；另一做法是在食物中加入一些香味增强剂。这一类调味品，是以天然食物香气源浓缩制成的，不会刺激胃部，对因丧失味觉而厌食的老人家很有帮助。

4. 良好环境助食欲。可从营造良好的进餐环境，加强食物的整体色

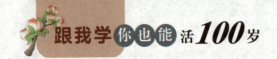
调来提高食欲。色泽诱人的食物，或者特别花心思布置的餐桌、桌布等都可以刺激人脑，引发进食的欲望。 至于有沮丧、压迫感和厌世等心理障碍的老人，多人一起用餐的安排会对饮食有心理上的帮助，可以和邻近的老人一起用餐，或与家中老小一起吃饭。热闹的用餐气氛，会改变老人的心情，进而增加食欲。

另外，也可要求医生开一些可以促进食欲的药物。

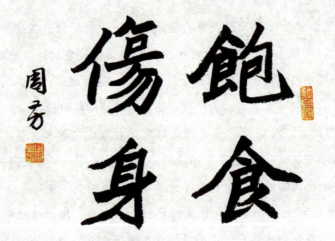

张春台：*108*岁

——白菜豆腐齐上阵，简单养生好效果

纵观许多老寿星的长寿秘诀，我们不难发现，很多所谓的灵丹妙药就是我们餐桌上显而易见的菜肴，比如张春台老人引以为傲的秘方——白菜炖豆腐。

白菜在古时又叫"菘"，有"菜中之王"的美名，传说还是齐白石老人提出来的——"牡丹为花中之王，荔枝为百果之先，独不论白菜为蔬之王，何也"。随后"菜中之王"的美名便不胫而走。

白菜含有丰富的维生素 A、维生素 B、维生素 C 等，其中维生素 C 对肠胃非常有益，可以清热毒，维生素 C 还具有美容美白的作用。它所含有的粗纤维，能起到润肠、促进肠胃蠕动、促进消化的作用，保证了人体消化系统的正常。另外，美国纽约激素研究中心发现，中国和日本女性患有乳腺癌的患者明显比西方女性少得多，后来研究发现，这是与东方女性食用大白菜有关，白菜中有一些微量元素，它们可以帮助人体分解同乳腺癌相关的雌性激素。所以大白菜具有较高的营养价值和实用价值，就有"百菜不如白菜"的说法。

豆腐，更是不陌生，相传是汉朝的淮南王刘安发明的，豆腐含有大量的钙、铁、镁、磷等人体所必需的多种微量元素，并且豆腐还具有补益清热的作用，常吃豆腐可以补益中气、清热润燥、生津止渴、消洁肠胃等。

豆腐营养丰富，有"植物肉"之称。其蛋白质可消化率在 90% 以上，比豆浆以外其他豆制品高，故受到普遍欢迎。豆腐除直接或烹调食用外，还可进一步做成豆腐乳，最适于病人佐餐食用。可以说白菜和豆腐在一起做菜是绝配，因为它们的性状或相同或互补，能满足人体的生理需要，也为张春台老人带来了长寿。

每天清晨在青年公园里，晨练的人们时常会看见一位清瘦的老人在慢慢地跑步。大家忍不住讨论："这老爷子该七八十岁了吧？"然后就会有知情者站出来纠正："哪儿啊，他都108岁了！"

这位老人就是张春台。相对于他的年龄，他的外貌相当具有"欺骗性"——头发是黑的，胡子也是黑的，脸颊上只有两点小小的老年斑，并且只有开心笑的时候，额头上才会堆积起明显的皱纹。这样一张脸，任谁也不会想到他是一位"世纪老人"，而且，居然还能天天早起跑步！

老人一提他的长寿秘诀就是白菜、豆腐。其实除了白菜，老人也十分爱吃素菜，但就这个白菜始终是吃不够，而且吃得有讲究，叫"吃有定量"。这个量，就是每顿饭只吃个八分饱，油腻的少吃，从不贪嘴。"老来乐就是能吃上自己爱吃的东西，别看儿子女儿给买的这个那个的补品，我怎么看怎么不如自己的白菜豆腐好吃。"老人的家境好，但是也不怎么吃补品。那么，白菜豆腐就真的能让人长寿吗？

老人一听就连忙摇头，不是光吃白菜豆腐就能长寿，这白菜豆腐算是我长寿的一个秘诀，更重要的是规律的生活。比如老人的起居，每天早上5点半起床，晚上9点准时睡觉，还坚持天天锻炼，要知道，像老人这样108岁以上还能慢跑的可真的不多了。

"人一老啊，这个腿就会先不听使唤，你让它往东它偏往西，所以锻炼腿很重要。"张春台老人解释说跑步是为了防止腿部衰老。他双手扶住膝盖，让双腿左绕半圈又右绕半圈地演示给记者看，"现在的年轻人，天冷的时候也露着腿，不知道保护，等他们老了，就知道腿不好该有多难受了。"为了让自己保持年轻，张春台老人每天晨练要跑一两公里的距离，"到时间就得出去，要不就像有啥事没做似的，就是下雨天我也得打着伞出去转转。"当然，也有例外的时候，就是冬天绝不能出去跑，只在家里的大阳台上做做操，"雪天地滑，咱们老年人安全还是最重要的。"

老人如今和三儿子、儿媳妇一起生活。他的儿媳妇告诉记者说，老人现在的身体比自己的儿女都强，"他一辈子没得过什么大病，到老了脑子也不糊涂，看电视啥的全都能看明白。"

"我现在就爱看新闻！"张春台老人立即接过话茬儿，还从身后拿出一张《沈阳日报》，对记者说："我看报纸上说十七大召开了，我们党领导得多好啊！我想我也该为社会做点贡献才对，把我的长寿秘诀告诉大家，让大家一起健康长寿多好！"

老人的长寿秘诀看起来是这样简单，其实长寿就是这样简单，从平常生活中的五谷杂粮，到桌子上天天见到的各种食物，均衡有效的饮食就是身体健康的保证。所以也不是要大家从今天开始就一准儿地闷住了白菜豆腐使劲吃，而是把白菜豆腐加入到自己日常的食谱中，多吃素菜，多吃绿叶菜，减少大鱼大肉，当然，还可以依旧坚持自己的喜好，其实健康的饮食，也是要从个人爱好开始的，这样才会有更好的应用效果。长寿的岁月，也有不少自己喜欢的美食可以把握。

长寿贴士：白菜豆腐新吃法

虽说有了大棚种植技术，餐桌上一年四季瓜果青菜不断，但冬季里人们仍割舍不了白菜豆腐。似乎只在这些家常菜里才能吃出浓浓的居家过日子的情调，这里就介绍白菜豆腐新做法。

1. 栗子烧白菜。大白菜外面的两层帮粗纤维多，味道较淡，不宜做菜，可制成馅，包包子、饺子；白菜再往里的几层帮纤维较细，略有甜味，可用来炒菜；白菜的中心部分最嫩，既可炒菜，也可用来凉拌。

栗子烧白菜用的是白菜的中心部分。

将糖炒栗子剥皮，放到碗里，加葱、姜块、鲜汤，蒸烂取出。冬笋切片，白菜切成条，放到六成热的油锅中炸成浅黄色捞出，控净油，倒在盘内码齐。炒锅加底油，上火烧热，放葱、姜末炝锅，加酱油、鲜汤、料酒、味精、白糖、栗子、笋片，将码好的炸白菜条推入锅内，烧透，调好

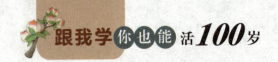
口味，勾芡，加明油、大翻勺，再加香油，就成了一道美味的"栗子烧白菜"。

2. 芙蓉豆腐。豆腐，是我国的传统食品，而且物美价廉。豆腐的吃法可谓花样翻新，还有以豆腐宴为招牌的餐厅。豆腐一般需要用热水焯一下才能去除豆腥味和苦涩味，但时间不宜过长，否则易变老，风味尽失。烹制时一般需用好汤熬制，小火慢煮才能达到鲜嫩味香清淡适口的独特效果。

芙蓉豆腐的特色是豆腐与火腿、牛奶同食，你品尝过它的滋味吗？

将豆腐去边皮，去掉粗糙的部分。鸡蛋搅成泡沫状与豆腐一起放入碗内，加牛奶、清汤、盐和味精搅拌均匀，文火蒸至豆腐成整块，取出，用汤匙剜成一只只瓦块状装入盘子中央。再将火腿、蘑菇切成斜角小块，同青豆一起下开水锅中略烫，取出放在豆腐周围。最后在锅中加鸡蛋成汤，加盐，用湿淀粉勾芡，浇在盘里就成了一道色泽鲜亮、营养丰富、美味四溢的"芙蓉豆腐"。

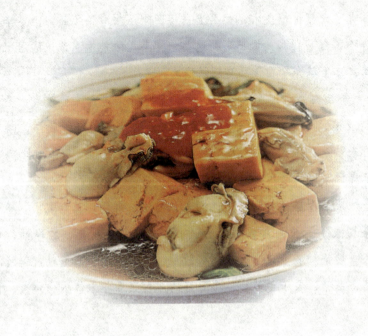

蔡启明：*100*岁

——每日三顿水果酒，养颜养身活百岁

在中国五千年的文化中，各个时代都有着关于酒的传奇，无论是杜康造酒，李白的诗仙酒鬼，还是各种饮酒习俗，酒对于中华民族甚至是世界文化的发展都有着浓重的印记。而现在，关于饮酒长寿的秘密也在百岁寿星中悄然流传。

对于酒品，人们一开始的印象怕都是不怎么友善，各种应酬中的觥筹交错，各种灌酒和被灌酒的经历，酒后宿醉的头痛，或者饮酒对肠胃和肝脏的伤害。其实，这都是过度饮酒带来的危害，如果你能选择适度饮酒，那么不仅可以健体魄，提精神，更是可以缓解甚至根治相关的疾病，从而达到益寿延年的状态。现在就关注一下这位百岁老人关于酒的养生经。

蔡启明是位100岁的老寿星，他曾经当过药剂师，自己琢磨研究了一整套的保健食品，就是各种各样的水果酒。老人年轻时就爱喝酒，曾经为了应酬跟别人拼酒而胃出血去医院住院好几天，险些威胁生命，自此以后，蔡老就长了记性，绝对不过量饮酒，并且悉心研制各种保健酒，比如现在自己爱喝的水果酒，还有药酒。蔡老每天都会喝，并且一天还要喝3顿，只不过总量被严格控制在2两左右。

老人自己的藏酒可以说是琳琅满目，葡萄酒、柠檬酒、桂圆酒、大补酒，当老人介绍起自己的制作秘方时竟然也毫不吝啬。原来这些酒都是老人用高粱酒或者老白干加上时令的水果、枸杞、红枣等泡制而成的，大多数都是自己研制的各种配方，老人还开玩笑说，水果和水果之间有一些禁忌，这些让自己的孩子上网一查就全都有了，所以自己泡酒也喝不出什么

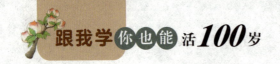

事来，反倒是水果酒中有种鲜果的香味，挺馋人的。

蔡启明老人的作息很有规律，每天至少要睡 12 个小时。老人每天晚上 5 点半吃晚餐，6 点一过就上床睡觉，一直到次日早晨 7 点起床，老人很爱睡懒觉，几十年的习惯让老人睡得多，身体也硬朗。古语说的"开药方十帖，不如睡方一帖"就是这个道理。

老人虽然岁数大了，但是十分喜欢看电视、电影，还经常戴着老花镜读报纸看医药书籍，新闻中一旦有什么大事情，老人就挨个叮嘱自己的孩子们注意这个注意那个。年岁大了的蔡老算账却不糊涂，每月的退休工资坚持自己保管，别人问他有多少存款，老人都能即刻说出来，其实对于一个老人来说，平时的花销也不大，但是就为了算账能保持老人的心脑年轻，家里人也都从来不反对老人自己管自己的账。可以说老人的生活也算是有滋有味的了。

看完蔡老的养生经，我们就不得不把视线重新放回到"酒"身上，究竟什么是酒，怎么喝酒才不会害身而是养身，什么酒的营养最全，什么酒才是长命百岁的关键点？其实酒一直被认为是一种保健饮料，能促进血液循环，通经活络，祛风湿。我们经常喝的有啤酒、白酒和红酒等几种酒，这些酒分别都有自己的优势，简单介绍如下：

啤酒是最广为人知的一种酒了，被誉为世界第三饮料，其主要是以大麦芽、酒花、水为主要原料，经酵母发酵作用酿制而成的饱含二氧化碳的低酒精度酒，是地地道道的外来酒，但是广受大家的喜爱，适当饮用啤酒可以治疗胃病，啤酒具有开胃解油腻的功效。

白酒能安神助眠。白酒中的成分很复杂，仅茅台酒中的香味素就包含多达 70 余种成分，这些物质中有不少是人体健康所必需的。有失眠症者睡前饮少量白酒，有利于睡眠，并能刺激胃液与唾液分泌，起到健胃的作用。此外，适量饮用白酒还有通风散寒、舒筋活血的作用。例如红花酒治疗血瘀性痛经症，龟肉酒治疗多年咳嗽，蛇血酒补养气血，橘子酒、桃仁酒治疗肾虚腰痛等。

红酒是以葡萄为原料的葡萄酒，是一种营养丰富的饮料。它含有人体维持生命活动所需的三大营养素：维生素、糖及蛋白质。在酒类饮料中，它所含的矿物质亦较高，而它丰富的铁元素和维生素B12能治贫血。由于红酒的酸碱度在pH2～2.5，跟胃液的酸碱度相同，可以促进消化、增强食欲、降低血脂、软化血管，对治疗和预防多种疾病都有作用。

酒在医书中被这样记载其功效——味辛、甘，性温。能和血通脉，祛寒壮神，适用于经脉不利，肢体疼痛，拘挛；胸痹，胸阳不宣，胸部隐痛，或胸痛彻背；血瘀或阴寒内盛的病证；劳累后体倦神疲，肢体酸痛。

可见，如果适量饮酒，那么不仅可以缓解机体的疾病，还可以提高抵抗力，为自己的长寿做一份提前准备。人生有酒当乐矣！

长寿贴士：药酒配方介绍

1. 乌须酒。

乌须酒中的何首乌、白首乌、枸杞子、胡桃肉、莲子肉、当归能补肾养肝，益精血。麦冬可以滋阴润燥。而蜂蜜主要是调味，缓和酒性。此酒功效为补肾养肝，可以治疗因肝肾精血不足而导致的腰膝酸软，体乏无力，精神萎靡，食欲不振，面色憔悴，须发早白，大便秘结等症。

【配方】何首乌500g，白首乌500g，胡桃肉90g，枸杞子60g，莲子肉90g，当归60g，生姜汁20g，蜂蜜90g，细曲300g，生地120g，麦冬30g，糯米5kg。

【功用】补肾养肝，益精血。

【制法】先将两种首乌洗净，用水煮过，捣烂；除生姜汁、蜂蜜外，其余药材捣为粗末与首乌一起装入白布袋，封口备用；将细曲捣成细末，备用；生地用酒洗净，放入煮首乌的水中去煮，等水渐干时，再用文火煨；待水汁尽后，取出捣烂备用；将糯米放入锅中，加水3000毫升，放在文火上熬成粥状，然后倒入干净的坛子里；冷后加入细曲末，用柳枝拌

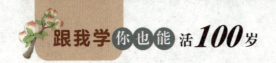
匀，加盖密封，放在保温处酿制，待有酒浆时开封；将生地倒入酒糟中，用柳枝拌匀，加盖密封，3～5日后开封；压榨去糟渣，贮入干净的坛子里，再将药袋悬入酒中，加盖；将坛放入锅中，隔水加热约80分钟后取出，埋入土中；过5日将酒坛取出，开封，去掉药袋，将蜂蜜炼过，倒入药酒中，再细滤1遍，装瓶备用。

【用法】每次10～20ml，每日3次，将酒温热空腹服用。

2．大风引酒。

【配方】制附子16g，枳实20g，泽泻20g，陈皮20g，茯苓20g，防风20g，大豆100g（原方有甘草），水1000ml，米酒1000ml。

【功用】祛风利湿止痛。

【制法】将上述前6味药材一同捣细碎，装入绢袋内，放入干净的器皿中；用米酒、水一同煮大豆；煮取750毫升，分作3份。

【用法】每日服1份，3份为1个疗程。

此酒有祛风利湿止痛的功效，主治风湿痛，遍身胀满。因制附子之毒性，可小量服之，观察效果，再酌加至治疗量。

以上两种药酒配方不仅可以缓解相关的老年人身体问题，还可以调理中年甚至小孩的身体状况，其实药酒的配方很多，并且被验证有功效的占绝大多数，这里不应该以偏概全，但是希望大家选择药酒的同时注意看相应的禁忌和对应的病症，如果有疑问一定要咨询中医然后对药方进行调整，不可一意孤行，从而对自己和家人造成伤害。

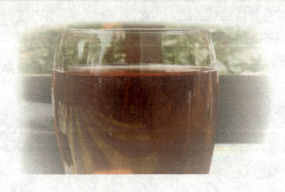

朱文穆：102岁

——蜂蜜是个宝，长寿少不了

每个人都应该品尝过蜂蜜，那种甜蜜的感觉，有人说像极了恋爱的味道。但是蜂蜜除了作为甜味的添加剂，其功效也是不容小视的。比如大家所熟知的解毒去火、润燥清肺的作用。这里却有一个老人因为对蜂蜜的喜欢而促使他成为了一名百岁寿星。对于蜂蜜，我们倒应该有一个更加深刻的认识了。

朱文穆老人是"衢州市十大长寿之星"之一，老人更是每天起来都会看着这个奖牌发笑，在周围人看来，老人拿到这块大奖可是实至名归，已经是百岁高龄的朱文穆老人现在的身体十分硬朗，当别人问及老人的长寿秘诀时，老人忍不住开怀笑道蜂蜜是他的长寿宝贝。

其实老人是一个性格开朗的老人家，一共有4男4女。儿女中最年长的是79岁的女儿，最小的儿子也有59岁了，现在大家生活在一起，五代同堂，可谓是其乐融融。

人老了就会难免怀旧，朱文穆也是这样，现在老人经常喜欢找人唠嗑，说起话来嗓门也不小，并且经常是一聊就是1个多小时，没有半点倦意，常常会跟别人谈及自己童年、青年时代的往事，无论是心酸还是苦辣，记忆犹新的同时也不断提醒着现在的好时光。老人对自己的身体很有信心，尤其是50岁后，他的身体反而越来越硬朗，工作时因为颠沛流离而积攒下的毛病也慢慢恢复了正常，尤其是退休后慢慢调理，身子竟然再也没生过大毛病，偶尔着凉患点感冒，吃点草药就能治好，可以说朱文穆老人一辈子没住过医院。

也许是工作的原因，老人一辈子勤于学习，"从前看书为了长见识，现在看书还能让脑子不生锈！"老人一直都有着看书看报的习惯，就是一次从报纸上关注到介绍蜂蜜功效的报道，从此与蜂蜜结下了不解之缘。现在的朱老尤其关注保健养生的报刊、杂志。

喜欢喝糯米酒、黄酒等低度酒的他对饮食不讲究，但对甜食情有独钟，特别是蜂蜜，每天早上一起床，总要用温开水泡上一杯，平时嘴馋了也会喝上几杯，一年能吃上30斤蜂蜜。"蜂蜜和蜂王浆是好东西，不但好吃，还能滋补身体。"老人介绍道。除了蜂蜜，朱文穆还喜欢吃肥肉。"血压正常的人吃肥肉有好处，孩子们每次来看望我，都会给我烧上一大碗。"

朱老平时上下楼梯不用扶栏杆，走路也不用拄拐杖，在江山市的老年健身走活动中，朱老作为其中惟一的百岁老寿星，更是坚持步行走完3公里的全程。朱老还总结了一套按摩的方法，其主要路线是从头顶开始，再往下一直按摩到脚部，一套完成大约要2个小时，其间还要用小槌敲打穴位。按摩有益于四肢、五脏六腑。

蜂蜜是蜜蜂采集的花粉，加以酿制而成的，既是蜜蜂的粮食，也是蜜蜂养育下一代的基本食物，就像母亲哺育孩子的母乳一般。尤其是蜂王浆，专为蜂王和蜂后的幼子准备，其营养价值可想而知了。所以，长期饮食蜂蜜不仅可以滋补身体，提高抵抗力，还可以调理营养均衡，坚持下去自然有延年益寿的功效。

但是，蜂蜜不是完全相同的，除了有蜂王浆和蜂蜜之分外，每个人都知道蜂蜜也按采花粉的不同，分成了各种成色，进而决定了蜂蜜的等级。按照常识来说，一等蜂蜜的蜜源花种是：荔枝、龙眼、柑橘、椴树、金银花、槐花、紫云英、荆条花等。一等蜂蜜状态透明而黏稠，有结晶体，滋味甜且润，有蜜源植物特有的花香味。

二等蜜的蜜源花种是：油菜、枣花、葵花、棉花等。颜色偏黄，有的是浅琥珀色、琥珀色。二等蜜状态是透明、黏稠的液体或结晶体。味道不如一等蜜甜润，有蜜源植物特有的香味。

三等蜜的蜜源花种主要是乌桕等。颜色就偏深，大部分是黄色，浅琥珀色，深琥珀色。三等蜜状态是透明或半透明、黏稠液体或结晶体。味道只是甜，无异味。

等外蜜的蜜源花种是：荞麦、桉树等。颜色为深琥珀色，深棕色。其状态是半透明、黏稠液体或结晶体，混浊。味道甜，有刺激味。

蜂蜜是高营养的物质，所以很容易因为饮食方法不当而破坏蜂蜜的营养，比如高温、高盐、偏酸，或者偏碱的环境不仅会让蜂蜜的入口质感不如平常，营养也会大大流失，所以，保持温和的环境或者干脆直接涂抹食用，是利用蜂蜜最高效的方法。

长寿贴士：蜜的功效

冬蜜：调理肠胃，养气润肺。

桂花蜜：消肿止血，润喉通肠。

龙眼蜜：补脑益智，增强记忆。

柑橘蜜：生津止渴，润肺开胃。

荔枝蜜：安神镇痛，活络止血。

枇杷蜜：止咳化痰，清肺和胃。

蜂蜜醋：消食除腻，降低血脂。

洋槐蜜：性清凉，有舒张血管、改善血液循环、防止血管硬化、降低血压等作用，临睡前服用能起到催眠作用，常服本品能改善人的情绪，达到宁心安神的效果。

紫云英蜜：有清热解毒、祛风明目、补中润澡、消肿利尿之特殊功效，对风痰咳嗽、喉痛、火眼、痔疮等有一定的辅助疗效，是虚火旺盛人士之保健佳品。

山花蜜：养肝，治便秘。

桉树蜜：抗菌消毒，预防流行性感冒，治疗喉咙发炎。

野菊花蜜：也称为排毒蜜，能排毒养颜，消炎去痘，是消除口腔溃疡、无名疮毒、祛除青春痘的保健美容佳品。凡是蜂蜜都具有通便的功效，但在选择时应尽量选择凉性蜂蜜，如槐花蜜、椴树蜜等，枣花蜜是不能通便的，便秘患者食用后会加重病情。

范香秀：107岁

——茶水之道，健康之源

如果向长寿、健硕的老人讨教秘诀，就会发现，他们之中有相当一部分人都与茶水有着不可分割的密切关系。茶水对于人体来说是一个珍贵的好朋友，茶叶中的氨基酸、茶多酚等，具有预防衰老、抗氧化的作用，这就是很多爱喝茶的人，看上去比同龄人更年轻、健壮的原因。另外，人体中的许多重要疾病，包括癌症、心血管疾病、风湿性关节炎、高血脂、神经退化等疾病，都与人体内过量的自由基有着密切关系。而经常喝茶，则能够有效防止自由基过量形成，预防这类疾病的发生。

对于老年人来说，茶更是一个不可多得的好伙伴。茶水可以帮助增强人体淋巴细胞的数量和肠道中的有益细菌，如双歧杆菌等；并且能有效减少肠道中非有害细菌，如大肠杆菌等。而血液和肠道的健康，对于提高人体免疫力又有着十分重要的意义。因此，一些体质较差的老年人，适当喝茶能够增强身体免疫力，是十分必要的。

同时，最易影响老年人健康的高血脂、高血压和心血管疾病，也能够在喝茶的同时得到抑制。特别是如"普洱"这种完全发酵茶效果更好。对于肥胖的老年人来说，半发酵的"乌龙"则是佳选。饮茶可降低脑血栓发生的可能性，降低血液黏度，扩张血管。

在与茶结缘的百岁寿星中，范香秀老人的例子就是一个很好的说明。

范香秀出生在湖南省桃江县高桥乡的一个丝绸商的家庭，从小接受过良好的教育。范香秀一家人丁兴旺，五代同堂，人口繁多，80岁以上的7

人，60 岁以上的 15 人。

范香秀年过百岁，不但背不驼、眼不花、耳不聋，胃口还相当好。据她老人家说，她每餐能吃 2 两米饭。平日里，范老爱看电视、听收音机，还能看小人书和画报。她戴上老花镜还能做针线活。如果天气好，挂着拐杖还能步行 1 公里多的路。她 96 岁那年夏天，村里放电影，听说是战斗故事片，就非要去看不可。去的路上，不小心一脚踩空，滚到了三四米深的田坎下，竟然没有跌伤。陪着她的曾孙媳妇劝她回去，可她拍拍身上的泥土，坚持还要去看电影。

范香秀记忆力特别好，且口齿伶俐。当人们问她小时候以及做姑娘时的一些事，她都记得清清楚楚。她还能脱口背出《女儿经》的开头部分。范香秀是全国老龄委员会评定的"中国百岁长寿老人"之一。

有许多记者和学者前来采访范香秀，探究她的健康长寿奥秘。根据范香秀自己以及家人的介绍，除了讲究卫生和起居定时之外，范老的最大特点就是跟茶有着密切的关系。

范香秀很爱吃擂茶。桃花江畔的人吃擂茶且历史悠久。相传三国时刘备与曹操在此交战，久旱酷暑，瘟疫流行。刘备军队吃过当地人做的擂茶后，治好了疫病，并打了胜仗。范香秀自己会做擂茶，做法就是将芝麻、花生、茶叶、绿豆放进擂钵内，然后用木棒挤压，速度由慢而快，一圈圈擂起来，最后变成糊状。湖南桃江县也是我国长寿地区之一，这里人都爱吃擂茶。这里人健康长寿主要是与环境和小气候有关，与食用擂茶也有关系。

另外，范香秀的枕头也是特制的——以茶叶作为填充物。范香秀的枕头芯内装的是茶叶和谷壳，范老每天都要枕着这样的枕头才能入睡。

综上所述，范香秀老人的健康长寿，是与吃擂茶、以茶叶为枕等分不开的。

据专家介绍，现在市面上也有擂茶出售，其大部分是用茶叶、芝麻、花生和绿豆混合加工而成的，茶味浓郁、香醇可口，具有生津止渴、清凉解暑、健脾养胃、润肠通便、补肺益气、理气调中的功效，是美容养颜、健身防病、滋补延寿

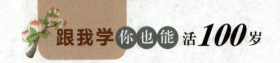

的最佳饮料之一。

另外，据世界卫生组织调查研究表明：茶为中老年人最合适的饮料。科学测定显示，茶叶含有蛋白质、脂肪、多种维生素，还有茶多酚、咖啡因和脂多糖等近300种成分，可调整生理功能，有多方面的保健和药理作用。

因此，想要健康长寿的人，一定不要忽略了茶水对人体的诸多好处。

长寿贴士：饭后茶水漱口的五大好处

饭后漱口是一件很必要的工作，尤其对于牙质疏松的老人来说更是如此。在此，建议老人以茶水代替白水漱口，会达到意想不到的效果。

1. 茶水具有消除口臭的作用。用茶水漱口后，98%的漱口者会感到口腔内清爽舒适，口臭消失。而一些特别漱口液消除口臭的效果，远不及茶水。

2. 茶水漱口能够预防龋齿。茶叶中含有氟元素和其他杀菌物质，使用茶水漱口可以有效预防龋齿，并可使原有的龋齿病变停止发展。据研究，用茶水漱口可使口腔中龋齿部位的病菌失去繁殖能力，从而使龋齿停止发展。

3. 茶水漱口能够有效帮助预防流感。研究证实，茶叶中的儿茶素具有抑制流感病毒活性的作用。经常用茶水漱口，儿茶素就能够覆盖在口咽部突起的黏膜细胞上，从而防止流感病毒和黏膜结合，起到预防流感的作用。

4. 茶水漱口有效预防牙龈出血。茶叶中的儿茶素可以杀灭口腔中的细菌；而牙龈出血的主要原因是牙龈发炎。若杀灭了口腔中的细菌，牙龈炎症就会减轻，出血就会自然停止。

5. 茶水漱口有效防治牙周炎。牙周炎是由厌氧菌引起的，一般抗菌药物治疗效果较差；但适宜浓度的茶水，则可以抑制口腔中的厌氧菌，起到预防和治疗牙周炎的作用。

6. 茶水漱口有效增强体质。经常用茶水漱口，能使口腔清洁，口感舒适，还能有效增加食欲，从而增强人体抗病能力。用茶水漱口时，可取优质茉莉花茶或绿茶5克，用300毫升80～90℃的热水冲泡30分钟，分早中晚3次含漱，每次用100毫升。

剪纸艺人胡家芝：*111*岁

——早晨一杯淡盐水，寿星的家传秘方

很多人都有早上起来喝水的习惯，因为在经过一夜的消耗之后，人体会在醒来时感觉到干渴。早上喝水是对身体有益的举措。但是，喝白开水是最好的选择吗？让我们来看一看百岁剪纸老人胡家芝早上喝水的习惯，再对这个问题进行探讨。

胡家芝，浙江富春江畔桐庐县人，南京著名百岁女剪纸艺术家，出生于书香门第。

胡家芝老人的生活十分讲究，她每天都把自己收拾得十分利索，满头银丝整齐地梳在脑后，一件蓝色老式大褂清清爽爽。她除了几年前左眼做过白内障摘除手术，一生基本没去过医院，也从未用过化学药品。现在她的心脏、血压正常，除了听力减退一点，身体没有任何毛病。

除了长寿之外，胡家芝老人闻名南京的另外一个原因就是，她有一个拿手的绝活——剪窗花。在大家眼中，她是一位艺术老人、健康老人、长寿老人。在胡家芝剪纸作品展上，曾有一位专家评论道：这些剪纸，简直就是共和国的"大事记"、老寿星的"亲情图"。

据胡家芝老人讲述，她从10岁学剪花样到现在，剪纸生涯已整整100年。这100年中，剪纸是胡家芝快乐自己、快乐别人的途径。她的作品厚重处层层叠叠，精致处细若游丝，满眼花团锦簇、飞禽走兽、花鸟虫鱼、人物文字……全都被老人在一片红纸上剪了出来。

不剪纸的时候，老人的爱好是看报纸。据胡老介绍，她已经坚持看报

几十年了。如果哪天报纸没有准时送来，她就会撅起嘴巴嘀咕："怎么还不来？"而报纸一到，她就立刻拿出放大镜，一个字一个字地认真看起来。看累了，她会放下报纸，闭目养神，休息一会儿后继续看。

除了精神上有所追求以外，老人还有一个独家的养生秘诀：每天早晨起来先喝一杯淡盐开水，然后便四处活动腿脚，她的这个习惯，已坚持了六七十年。因此，老人的"盐水养生法"成了"传世宝"。家里人和周围的朋友也都养成了同样的习惯。

医学界一致认为，对艺术有所追求的人，人生境界往往更宽广，看待事物的眼光也会更加高远，内心不易受到外界或他人的影响。人如果能爱上艺术、追求艺术，往往会在内心中产生一种空灵感，也更容易达到天人合一的境界。如果是在老年时期爱上艺术，则更加有助于保持精神和身体的双重健康。

此外，老人的盐水养生法，也十分符合我国传统养生之道。中医认为，盐有清热、凉血、解毒的作用。据《本草纲目拾遗》记载：盐能"调和脏腑、消宿物、令人壮健"。因此，清晨起床后空腹喝一杯淡盐水，有利于降火益肾、保持大便通畅、改善肠胃的消化吸收功能。许多老年人都有被宿便困扰的问题，而早晨空腹喝杯淡盐水，则对治疗便秘有不错的辅助效果。

在正常情况下，食物通过胃肠道，经消化、吸收直至将剩余残渣排泄，一般需 24 ~ 48 小时，也就是每隔一两天就应排一次便。但老年人通常摄入食物过少，有时还会比较精细，再加上活动量少、腹肌无力，往往会造成胃肠蠕动缓慢，食物和残渣不易向下推进。于是，老年人正常的排便规律便极易被打乱，每隔两三天，甚至更长时间才能排便一次。而每天早晨一杯淡盐水，然后稍微做些肢体运动，不仅能使粪便的含水量增加，还能刺激肠蠕动，进而帮助顺利排便。

由于食盐含有矿物质和多种微量元素，清晨一杯淡盐水，有益于清除和减少血管壁沉积的胆固醇，降低血黏度和防止血栓的形成，并能调节血管的舒缩功能，因此对高血压、冠心病和脑动脉硬化患者十分有益。

　　值得注意的是，早上喝淡盐水虽有助于长寿健康，但睡前饮用此物，却是对健康大大不利的。众所周知，夜间睡眠时，人们的运动量要远远小于白天，如果摄入食盐过多，是不能很快排出体外的。当它们积存在体内，便会使血细胞内钠盐积累过多，增加心脏负担，导致高血压患者症状加重或诱发心脑血管疾病。因此，晚餐和晚上少吃盐为宜。

　　另外，由于老年人身体素质比较脆弱，因此喝淡盐水也要结合自己的身体状况，不可一概而论。不同体质的老年人必须依照自己的身体状况酌情服用。这是因为，盐中含有大量的钠，而钠过多则会引起血压升高。因此，盐水的浓度要低，100毫升水中食盐含量最好不要超过0.9克。一些不适宜喝淡盐水的患者最好以白开水代替，以免加重肾脏和心脏负担。

长寿贴士：你不知道的淡盐水功效

　　淡盐水除了有排毒通便的功效之外，还有诸多健体作用，现简单介绍如下：

　　1. 洗头时放一把盐，能有效防止头发脱落。

　　2. 误食有毒食物时，喝一些盐开水，有助于解毒。

　　3. 用茄子的秧根和食盐煮的水洗脚，可以治疗脚气病。

　　4. 对慢性咽喉炎或复发性口腔溃疡，有消炎止痛、愈合疮口之效。脱牙流血时，口中含点淡盐水，可以止血。

传奇人物宋美龄：*106*岁

——猫肚女人，从饮食到长寿

女人最害怕的就是时间的流逝，这会在女人身上留下难以修复的痕迹，比如不再富有弹性的肌肤、变形的身材，还有疾病的困扰。但是，这一切却没有对宋美龄造成多大影响。熟知中国近代史的人都知道这个传奇女人，从政治到娱乐，甚至她本身的文学造诣，都可以说是一个完美女人的典范，而她将近106岁的寿命，更是在她的传奇上又增加了浓重的一抹色彩，究竟她是怎样保养，又是怎样活了一个多世纪的岁月？这里，我们不探讨她所做的历史成就，而是真真正正关注她的长寿秘诀。

1897年3月5日出生于中国上海的宋美龄，从一开始就注定她的生命不可能是平淡无奇的，她与宋蔼龄、宋庆龄并称为宋氏三姐妹。她不仅精通英语，还会说六国语言，说她是一个出色的外交家也不为过。同时，宋美龄国画的造诣深厚，并且写得一手好字，钢琴也被人称赞，可以说，宋美龄是一个琴棋书画样样精通的人，被称作20世纪的第一才女、风云人物，同时也当选过世界十大美人之一。

岁月于女人是大敌，但是宋美龄好像完全征服了时间一般，延续着一个不老的传奇，宋美龄在与蒋介石结婚时，身高是1.66米，体重是50公斤多一点。可谓是曼妙动人，让人不能移目。可是40岁，甚至60岁的时候，宋美龄依然是身材适中，皮肤没有变黑变黄，腰围没有增加，肚子也没有凸出来，不靠任何的化妆品，宋美龄的皮肤也是光彩照人的，尤其是女人最难以保养的双手，竟然也宛若少女一般，纤白如葱，凝脂润滑。这样的女人自然叫人艳羡。

这里一定要举上张灵甫的妻子王玉龄对 60 岁高龄的宋美龄的描述，"60 岁以后的宋美龄并没有佝背偻腰，没有一般女人那副老态龙钟的模样。她看起来只有四十多岁，当年的青春美被另一种沧桑之美所替代，老年的宋美龄依然是很美很媚人。"

这就是宋美龄的美，她依靠控制饮食维持年轻的体态和身体的健康。在日常三餐中，以水果、蔬菜为主，而且从不挑剔，但是却对油腻的食品完全忌口。年轻时喜欢吃的甜食也尽量少吃。她对于自己的体重控制十分严格，几乎每天都会称量自己的体重，只要稍微重了些，立刻改吃青菜沙拉，不吃任何荤的食物，如果体重恢复到标准以内，她有时会吃一块牛排。

在如此严格的饮食管理下，宋美龄并没有晚年发福，几十年如一日地保持她苗条的身材，年轻时的旗袍和裙子，到了老年依然合身，周围的人都笑称她是"猫肚丽人"。

看起来，好像是一个女人不甘于被岁月摧残而做的努力，但是这种行为为她的身体减轻了负担，从而达到了长寿的目的。她的私人医生曾经说过，宋美龄出现老态是在她 74 岁时，当时动作上已经开始不太灵便，开始坐起轮椅，并且出现了记忆力衰退的现象，她大部分的时间都躺在床上，偶尔出去运动，兜风，都不能随心所欲。也就是说从 74 岁到 106 岁，宋美龄整个就进入了一个衰老的阶段，这与大部分长寿的人不同，从养生的观点看，这与宋美龄一直节制饮食是密不可分的。

其实，每个人都会有疑问，宋美龄权力大，钱也不少，不愁吃不愁穿，什么都不用愁的人，除了享受几乎不需要做任何事情。但实际上，她是一个整天紧张工作忙碌的人。她除了协助蒋介石处理文电和担任翻译外，自己还担任了很多职务，每天眼一睁忙到熄灯，宋美龄之所以乐此不疲地工作，是因为她有着强烈的进取心，为了实现自己的目标，紧张而有序地工作着。但是这样繁重的公务，让宋美龄的消化系统并不如正常人一样健康，作为改善，宋美龄每天临睡觉之前都要做一件事就是灌肠。

其实，宋美龄并没有便秘的毛病。灌肠只是作为一种辅助代谢的作用，将毒素清洗出来。也许看起来十分麻烦又痛苦，但是宋美龄一直认为，不能对自己的身体马虎。她曾经对自己的女副官说："每天痛痛快快地灌一次肠，再痛痛快快地洗一次澡，我觉得自己是完成了一件了不起的新陈代谢的大工程，小小的麻烦能换来痛痛快快地睡一觉，何乐而不为呢。"

宋美龄始终保持冰肌玉肤，肌肤如大理石般光泽洁净，除了饮食的控制，就是每天必备的按摩。她找来两名荣总医院的护士小姐，在每天午睡前或晚上临睡前，给自己来一个全身按摩，这需要两名护士轮流为她按摩。一般是从眼睛、脸部然后到胸部、腹部再到下肢、脚背、脚心。全身按摩，一直到宋美龄十分惬意地渐渐入睡，按摩不仅能通络活血，还能帮助消化，自然得到宋美龄的青睐。但是正如宋美龄坚持的，从食物入口时就把好关，自然能达到良好的健康状态。这就是宋美龄106岁生命的秘密。

可以说，宋美龄之所以能不老地活着，能长寿地活着，能健康美丽地活着，都源于她对生命的一种认真的态度。无论是饮食，还是起居，甚至心态，都是以身体的健康为目的。长寿者，并不是有完全的遗传基因，也不是得到什么灵丹妙药，只要你愿意，谁都能健健康康活百岁，只要你努力，谁都可以安安心心地长寿。

长寿贴士：怎样解决老年人便秘

老年人常见健康问题——便秘，便秘多为肠道功能衰退，排泄机制减弱所致，故俗称"虚秘"。老年人的年龄决定了解决老年人便秘时不能用峻泻剂猛攻，否则易伤正气。所以选择缓泻剂或者直接洗肠，但是，应更注重饮食的调理，一般宜用润肠通便的方法。比如药粥，这里推荐3种药粥进行肠胃的调理，以达到润肠通便的功效。

1. 仙人粥。取首乌30～60克先煎取浓汁，去渣，再用首乌汁同大米50克、红枣5枚入沙锅加水熬粥，服时加少许冰糖调味。此粥能补肝肾、益气血、润肠通便。现代药理研究证实，首乌还有降血脂、降胆固醇的功效。此粥适用于老年人血虚肠燥之习惯性便秘。对高血脂、血管硬化症的便秘者更为适宜。

2. 无花果蜜糖粥。无花果30克，大米60克。先用大米熬粥，至粥沸后放入无花果，服时加适量蜂蜜即可。无花果清肠润燥，善疗痔疮，蜂蜜亦有良好的滋补润肠功效。此粥适用于老人便秘而兼痔疮者。

3. 酥蜜粥。取酥油（即牛乳或羊乳提炼的油脂）20克，蜂蜜15克，大米50克。先将大米加水煮粥，沸后加入酥油及蜂蜜，至粥稠即可。营养丰富，能滋阴补血，润燥生津。适用于老年人阴虚劳损，如肺结核、感染性疾病后期之便秘者。

总结上述的食疗解决便秘的方法，不得不强调一下对于生活习惯的注意，比如早晨定期饮用温开水，保持体力活动，常常进行肠胃的按摩，都是有助于解决老年人便秘困扰的。

作息很规律，起居跟太阳
日出而作，日落而息

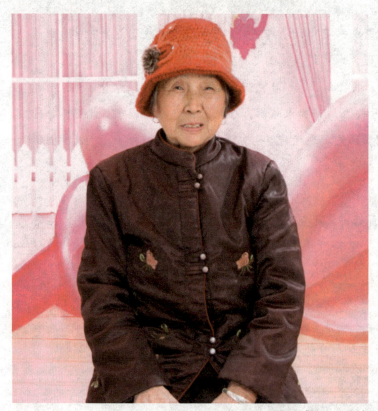

爱人大奶：94岁

    大奶1930年出生，94岁的她生活简朴，随遇而安，性格平和，不急不躁，从不和人拌嘴，儿孙们眼中慈祥的老太太。作息很规律，起居跟太阳，日出而作，日落而息。平时打太极，爱散步。

第二章

规律生活

GUILUSHENGHUO

规律生活，轻而易举达百岁

长寿不是说出来的，是切实做出来的，并且我们的长寿者们是用几十年如一日的坚持做到的，我们不可能像小说里的人物那样，一招得道，即刻成仙，从而长生，因为我们真正的长寿是一步一个脚印，踏踏实实做出来的。让我们走进长寿者的平凡生活，深刻了解一下真实的他们。

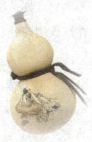

李世英：102岁

——早睡还要早点起，生活规律精神好

有没有最省事的养生方式？不用吃什么东西，也不用去做很多事情，只要闭上眼睛休息？相信这样的养生方式也是现代都市人所向往的。其实，人的一生有1/3在睡眠中度过，正确的睡眠方式与良好的睡眠状态，与养生是息息相关的。中医提倡"未病先防"与"上工治未病"，重视形体和精神的调养，主张"顺四时而适寒暑，和喜怒而安居所处，节阴阳而调刚柔"，强调提高免疫力与抗病能力为主的养生观点。至于睡眠养生，中医方面自有它的独到之处。"眠食二者，为养生之要务。"良好的睡眠能补充能量、恢复精力，有"养阴培元"之效。只要我们切实地掌握了睡眠的养生要领，我们就可以轻松休闲地得到养生秘籍。李世英老人的经验在教导我们，良好的睡眠对养生来说是多么的重要，良好的睡眠是我们长寿的坚强后盾。

也许你费尽心机地去寻找长寿的秘诀，踏破铁鞋无觅处，蓦然回首，秘诀就在灯火阑珊处。

李世英老人，女，102岁，汉族，湖北武汉人。老人的身体状况非常好，基本的生活都是可以自理的。老人的视力也很好，在比较好的光线下，老人都可以穿针引线，缝补衣服。当我们看到这样一个老人在你面前的时候你是否敢相信她已经一百多岁？生命的伟大真是让人难以置信。

听儿媳闻女士说，老太太身体很好，耳不聋、眼不花，常坐到窗前看风景，偶尔拄着拐杖在小区里转悠，一幅悠然自得的生活照就这样呈现在我们的面前。

让我们来看一下李奶奶的长寿秘诀：一天睡3次。老人的生活很有规律，一般情况下，老人早晨6点钟起床锻炼身体，主要是弯腰踢腿，上午10点钟，睡1个小时的回笼觉，下午2点钟再睡1个小时的午觉，晚上9时开始睡晚觉。老人每天都能保证充足的睡眠。现在的科学研究表明睡觉是养生的一大功能，养就是用大量的健康细胞去取代衰老的细胞，如一夜睡不着就会少换新细胞。如果说白天消亡100万个细胞，一晚上只补回来50万个细胞，这时你的身体就会出现亏空，时间长了，人的身体就不能得到比较好的补充，就会垮下来。

李世英老人出生在一个普通的家庭里，没有显赫的身世，没有浮华的生活。老人养育有7个子女，最大的卢苓已经80岁了，最小的是卢川58岁。如今，老人已经是四世同堂，直系晚辈有52人，重孙最大的有二十多岁，最小的才1岁。同时这样的家庭是和睦温馨的，给老人长寿又加上了个非常重要的原因。李世英家人总结出老人的几个特点：生活规律，早起早睡，爱吃红烧肉，一餐可吃好几块；心态好，喜欢打麻将。其中早起早睡，生活规律是最为重要的一点。我们从老人的生活中体会到，其实长寿并不是遥不可及的，长寿秘诀就在我们的身边，只要我们从身边的生活一点一滴做起，长寿不是梦。

坚持早睡早起，切实地把这个习惯坚持下来，在今后的生活中长久的寿命会让你获得成就感的。

长寿贴士：睡眠注意事项

中医向来讲究"天人合一"的整体观，人体不仅要维持体内循环和谐，还要注意与自然界外部环境的和谐。广东省中医院传统疗法中心副主任陈秀华指出，随着春生、夏长、秋收、冬藏四季的变化，人体必须与之相适应，故有"四时养生"之说。"秋季早卧早起，冬季早卧晚起"是此时主要的睡眠养生之道。

具体睡眠时间，建议每晚：亥时（21～23时）休息，争取在子时（23时至次日1时）入睡。因为子时是阳气最弱、阴气最盛之时，此时睡觉，最能养阴，睡眠质量也最佳，往往能达到事半功倍的养生效果。

唐代著名医学家孙思邈在《千金方》中提到："凡人卧，春夏向东，秋冬向西。"这就是考虑到"应四时所旺之气而卧"的缘故，因中医的五季与五方相应，有春东、夏南、长夏中、秋西、冬北之说，因此睡眠的方位也与当时节气相应。

实际生活中受房屋朝向和家居布局的影响，而存在一定局限性，市民其实不必太过拘泥于这些理论，而导致不必要的担心。建议大家，应注意保证充足的睡眠时间，入睡前应"安神定志"，饮热牛奶或蜂王浆，用温水沐足，最好能辅以足底按摩等，以利"心肾相交"，这些措施对于提高睡眠质量有更明显的效果。

在这里向大家提几点建议，希望可以有用。

1. 睡眠宜早，勿过22时，老年人以20时为正，勿过21时。凡交23时，为阳生时，属肾，此时失眠，肾水必亏，心肾相连，水亏则火旺，最易伤神。千万勿以安眠药片助睡。

2. 枕上切忌思索计算未来事，睡时宜一切不思，鼻息调匀，自己静听其气，由粗而细，由细而微细而息。视此身如无物，或如糖入于水，化为乌有，自然睡着。

3. 如有思想，不能安着，切勿在枕上转侧思虑，此最耗神，可坐起一会儿再睡。

4. 如在午时，即11～13时，为阴生之时，属心，此时如不能睡，可静坐1刻钟，闭目养神，则心气强。凡有心脏病者切宜注意，每日于此二时休息，则元气日强，无腹泻或小便频速之病。

5. 夏日起宜早，冬日起宜迟。居北方宜防寒气，如在粤桂等省，早起防山岚瘴气中病。食后勿仰天睡，另外，寅时3～5时切忌郁怒，否则必损肺伤肝，万望注意。

何文章：*113*岁

—— 温水洗脚，男女适用

　　每个人都有很多的生活习惯，坏的习惯有时候也叫做毛病，好的习惯有时候简称为习惯。其实生活中很多小习惯可以成就我们的长寿梦。很多现代人都要去足疗店享受一番服务。医学典籍记载："人之有脚，犹似树之有根，树枯根先竭，人老脚先衰。"因而早在几千年前人类就很重视对双足的锻炼和保养，并且通过"足疗"来防病治病。中医保健理论中关于"一年四季都是沐足天：春天洗脚，开阳固脱；夏天洗脚，暑理可祛；秋天洗脚，肺润肠濡；冬天洗脚，丹田湿灼"的记载。

　　当然不是我们每个人都能消费得起这样的服务，而且即使消费得起也不一定能天天有时间去消费。那么，我们日常生活中怎么做呢？那可应用最简单的足疗方法——温水洗脚。如果能够长期坚持温水洗脚，可以说这是让我们更加接近长寿梦想的养生方法。何文章老人用温水洗脚的事实证明了这种方法与长寿的关系。

　　何文章是辽宁省最长寿的老人，已经五代同堂，算到玄孙辈总共有七八十人。何文章的家人说，老人除了耳朵不太好使和腿脚不大灵便之外，身心健康状况都还不错，不糊涂，能吃能睡，健康指标正常。当被问及长寿的原因，老人笑着摇了摇头说："也没什么特殊的养生之道。"据他的家人总结说，他的生活其实跟普通人没有什么两样，就是不管在什么样的情况下，每天都要坚持温水洗脚，寒来暑往，从不间断。

　　何老说："我经常锻炼身体，以前每天在院子里打太极拳，做体操，现在腿脚不太方便，但还坚持在房间里锻炼。"何老还是一位下棋高手，经常缠着客人"过招"。他的儿媳李淑文说："他特别喜欢玩。冬天，他拉着一家人去滑冰，去公园还玩碰碰车，是个老小孩。"何老精神矍铄，神采奕奕，目光炯炯有神，身体非常健康，就是耳朵不太灵光，已经背了好几年了，但他会认真地看口型，猜测大家的谈话内容。

　　有百余年经历的何先生说现在是中国最好的时候，他受过"小日本"的奴役、国民党的欺凌，他倍感如今国家的富强、人民的安康。他说："国家强大了，哪个敢欺负咱们？"话语中充满了强烈的民族自豪感。他给我讲了一件往事，"过去连火柴都没有，用火石取火。现在楼上楼下、电灯电话，载人飞船都上天啦！"你说老人的脑力有多好？他提到"电灯电话"，问他家的电话号码是多少，他竟然能准确地说出来！何老先生还说，他所以能活这么大岁数，除了政府照顾就是有孝顺的儿女、后代。当问他高寿的秘诀时，他讲述其实每天用温水洗脚已经成了他从小到现在的习惯了。

　　其实我们一直费尽心机寻找的长寿秘诀，并不是复杂难做的事情，只是简简单单的一件小事而已。在我们的何老面前，简简单单的一盆温水就造就了他百岁的生命，真是令人嗟叹不已啊！这样的长寿秘诀不禁让我们认识到，其实很多事情就是简单的事情做到极致，就能成功。在武术中讲，最简单的动作做到极致将是绝招，同理，最简单的习惯做到一直坚持，就是非常好的长寿秘诀。从何文章老人身上我们学到了一种用温水洗脚的习惯来实现长寿的秘诀。

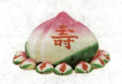

长寿贴士：洗脚的妙处

现代医学认为，坚持温水洗脚同时做简单的足部按摩对人体有非常重要的意义。一是促进血液循环。实验证明，对足部按摩15分钟后，血液流速由12厘米/秒增加到24～25厘米/秒，足部的沉积物会随着血液循环的加快重新参加体循环，通过泌尿系统和其他排泄器官排出体外。二是神经反射。对足部施压达到一个临界点后，各感应器向神经中枢发送神经冲动，并在中枢汇集形成冲动，各相关脏器做出相应反应。三是心理治疗作用。在几十分钟的按摩过程中，患者将注意力集中在足部，而卸掉各种负担，使紧张的心情放松，在生理和心理上都得到休息、调整。

下面我们介绍一下简便的温水泡脚的方法：

首先，水的温度要够热，但不会烫伤，大约45℃。

1. 盐泡。温水中加入2大匙盐巴，盐有消炎杀菌、通大便的效果。

2. 姜泡。温水中加入几块打扁的老姜生姜，姜有散寒、除湿的作用。

3. 酒泡。温水中加入1瓶米酒，或用其他酒类，可促进血液循环。

4. 柠檬泡。温水中加入2片柠檬，可顺气提神，预防感冒。

5. 醋泡。温水中加入3大匙白醋，可中和脚部经常出汗堆积的碱性物质，滋润皮肤。

另外，浸泡时，要注意下列几点：准备一个大且深的水桶，水位能浸到小腿一半以上。不能因桶小而斜放双脚，要能舒适平放于桶底，才不至于抽筋。浸泡时间约30分钟，若水凉中间可加热水1～2次。浸泡前后喝一杯水，以利于新陈代谢及体液的补充。饭前饭后1小时，不要浸泡，以免影响食欲或消化。扭伤红肿期间，若有伤口，不可浸泡，以免刺激伤口发炎。有高血压、气喘、心脏病者，浸泡时间宜缩短为15分钟，若无不适，再增加浸泡时间。浸泡后若流汗，应擦干汗水，休息一下，再外出，因此时毛孔大开，若吹到风，容易感冒。

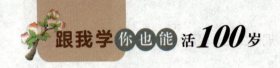

陈如东：100岁

——读书读报，养生之道

　　书籍是人类进步的阶梯，古今中外，很多知名人士，都在告诫我们要多读书，多读好书。读书看报还有一个非常重要的作用就是延年益寿。读书也能读出长寿来。书是人类的精神食粮，读书与养生有密切的关系。西汉文学家刘向说："书犹药也，善读之可以医愚。"所谓"医愚"，不仅医治愚笨，增长知识，而且使人在理性指导下，获得精彩人生。读书，对于老年人更是简便易行的益寿良方。

　　读书是一种涉及人们整个身心的活动，是一种健脑活动。大脑是人体的司令部，脑健则体健，体健则寿长。为了佐以实证，我们来看一项统计，生卒年月确切的文学家共290位，其中包括先秦4位、秦汉11位、魏晋南北朝44位、隋唐43位、宋代47位、元代16位、明代46位、清代79位，平均年龄58.4岁，而有资料表明，我国从先秦到清代整个时期的人均寿命不到35岁。这些事实都在支持读书可以延长寿命这一观点。事实胜于雄辩，我们的陈如东老人就用一百多岁的年龄证明了这一点。

　　来到长汀县濯田镇南安村陈如东的家，经常会看到他坐在椅子上，聚精会神地读《毛泽东选集》。陈老见有客人至，便即站起身来，满脸笑容地一边倒茶一边让座，动作十分利索。目睹书中比普通报纸还小的字，所有人都会对陈老不需眼镜就能看清而感到吃惊，陈老高兴地说："我出生至今还未用过眼镜，不说书中的小字，就连地板上最小的蚂蚁也能看得一清二楚。"

据陈老年已七十多岁的儿子陈文彬介绍：母亲早亡；父亲有3个儿女，他一生勤劳俭朴，下地种田，上山砍柴，干过苦工，受尽折磨，尝尽人间苦楚，但练就了一个强健身子，从未患过大病住过医院，至今一餐仍能吃一碗多米饭，一次可吃半斤猪肉。由于体健脚力好，还能经常往返步行6公里到附近水口村墟场赶集，购买商品。每年清明节，父亲还常常独自一人步行上山，到母亲坟前烧上一炷香，以此表达怀念之情。

陈如东老人的记忆力也非常好，每到月底，就会准时提醒或敦促家里人如期缴电费、电话费。他爱看书，尤其爱看一些史书。读书、看书早已不仅仅是单纯的学习，更是老人保持身心健康的秘方。由于儿孙孝顺，陈如东老人心态宽和，与人相处和睦，从不计较得失，所以深受众多村民尊敬。

如今，陈老一有时间就坚持看书，每次都会坚持看上一两个小时。如果看到书中的名句，陈老就会特别兴奋。他说："看书不仅能陶冶情操、修身养性、增长知识、减少烦恼，还是益寿延年的'良方'。"

读书成了陈如东老人生命的一部分，也正是因为他的这个习惯，让他找到了长寿的秘诀。

长寿贴士：书中不仅有颜如玉，更有长寿秘诀

在我看来，读书不仅是一种优雅的休闲方式，是一种高贵的生存状态，也是一种价廉物美的养生之道。在经典与大师的指引下，让我们这些世俗之人快乐地阅读，积极地生活，我们的生活将会有更多美好与新奇存在。当你去读《剑南诗稿》，就会特别羡慕陆游的视力过人，50岁后仍可"灯前目力虽非昔，犹课蝇头二万言"。这在一般人已为不易，可进入古稀高龄以后，他还兴奋地高吟："年过七十眼犹明，天公成就老书生。"(《读书》)年至耄耋云："老夫垂八十，岩电尚烂烂，孤灯对细字，坚坐常夜

半。"(《秋夜读书》)能有这样的身体是用什么也换不来的。陆游是我国的长寿诗人，长寿而目力不衰，特别在他年过耄耋以后还能"孤灯对细字"，实是奇迹。

读书为什么能够延年益寿呢？

1. 养心。一个人健康长寿，首先要心理健康。清代石成金在《长生秘诀》一书中指出："养身必先养心。"经常读点好书，就像和许许多多高尚的人对话，安抚心理。清代养生家李渔说："予生无他癖，惟好读书，忧籍以消，怒籍以释，牢骚不平之气籍以除。"攀登书山，遨游书海，具有调节情志、平衡心理的作用。明成祖朱棣把宫中藏书视为"特健药"。读书能使消极者变得振作，使孤独者生活充实，使自卑者变得坚强，使遗憾者知足知福，达到延年益寿的目的。古人说："腹有诗书心自正。"

2. 养体。人脑若不常用，就会萎缩，功能也会随之降低。而大脑衰退，又直接影响全身器官系统的衰退。老年人经常读书，可使大脑充满活力，起到气沉丹田，呼吸绵绵的作用。头脑越活动，其身体状况也越好。南宋诗人陆游在古稀战乱之年不忘读书，并说："读书有味忘身老。""病需书卷作良医。"结果活到85岁。我国有人对秦汉时期3088名著名学者的寿命进行统计分析，平均寿命为65.18岁，远远高于其他职业人员寿命。外国医学界对600名老年痴呆症患者调查，发现99%的患者未上完中学，受过高等教育的只有二三个人。可见读书时间越长，其老年痴呆症发病率越低。

3. 养性。"人有个性，百人百异。"人的一生中，难免会遇到不顺心的事。诸如世态炎凉，照顾不周，夫妻口角，邻里摩擦，子女下岗，晚辈顶嘴，等等。对于这些，老人最易发"怒"生气。而怒则伤肝，"百病生于气"。读一本好书，如服"超级维生素"，能使人胸怀开朗，性格平和，消怒化郁，神志安定，不快情绪为之消散。百岁石翁葛祖兰（1887～1989年）曾说："我的长寿之道，就在读书与写诗，它使我胸襟豁达，心情闲适。"

4. 养德。高尔基说："书是人类进步的阶梯。"读书能净化心灵。一个人忠厚仁慈、通达祥和、怜孤惜寡、扶贫救危、为善不倦、助人为乐，必然体健寿高。唐代医学家孙思邈在《千金要方》中说："德行不充，纵服玉液金丹，未能延寿""道德日全，不求寿而自然"。老年人要保持心态平和，在社会上做个好公民，在家庭做个好长辈。

5. 养趣。宋朝蒲宗孟说："寒可无衣，饥可无食，读书不可一日失。"一本好书读之如沐春风，如饮醇酒，读后思接千载悄焉动容，心旷神怡。老年人读书可以解除离退休后的孤独感和失落感，充实晚年生活。唐武宗会昌五年，74岁的诗人白居易在府中举行一次高寿诗友宴会，邀请84岁的刘真、96岁的曾如满等9位诗翁参加，席间寿星满座，鹤发童颜，读书赋诗，笑声朗朗，怡然康乐，虽是夕阳，胜似朝晖。宋代文学家欧阳修说："至哉天下乐，终日在书案。"

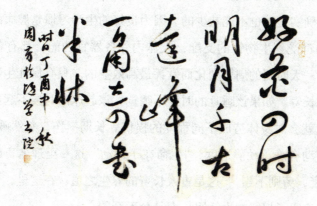

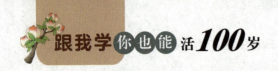

李会荣：106岁

——用规律生活调理肠胃，健康自然长寿

规律生活能够调理好生物钟从而达到很好的养生效果，自然养生的最高境界——规律生活。古今中外，健康长寿者的"养生之道"千差万别，但"规律生活"这一条却是共同的。世界卫生组织（WHO）最近把原来的四大健康基石补充修改为"规律生活、心理平衡、适当运动、合理膳食、科学饮水、戒烟限酒"六大健康基石，把规律生活列为六大健康基石之首，认为人体内有一个"预定时刻表"即"生物钟"在支配着生命正常运转的节律。

我国早在春秋战国时期就形成了一套较为完整的"天人合一"颐养生息的起居之道，即人类的生活模式要与一天十二时辰轮回周期相吻合，日出而作，日落而息，顺应自然，同步天地。百岁以上老人的长寿经，可能会有很多差别，但是规律的生活确实是谁也不能缺少的。因为良好的生活习惯是健康的基础。人的一切生物活动都受到生物钟的支配，人体内外各器官功能，都有各自不同的节律，都是随着一天时间的周期变化而发挥最高效益的。只有保证生物钟的正常运转，才能健康长寿。如果该睡觉的时候不睡觉，该起床的时候不起床，该吃饭的时候不吃饭，就会对身体造成不同程度的损伤。长期损伤，必然破坏身心健康，带来疾病。有动有静，动静适度，"生命在于运动"这一至理名言已被世人所公认。"动则不衰，劳则不累。"这是古人长寿的养生之道。在这里，李会荣老人的生活就充分地证明了规律的生活跟长寿是分不开的。

李会荣和女儿、女婿一起生活在岐山县安乐镇唐家岭村，她是本市年龄最大的百岁老人，已有106岁高龄。让人敬佩的是，老人过了百岁依然耳朵不聋、眼睛不花。老人的女儿张亚琴告诉记者，母亲一生勤快，爱做手工活，八十多岁的时候还能剪纸，九十多岁的时候还能给孙子辈做棉衣。去年，母亲自己穿针引线，在棉衣上缝了个兜兜装东西，这么好的视力让张亚琴都惊奇不已。

张亚琴说，母亲饮食清淡，喜欢吃五谷杂粮，这么多年，虽然小病不断，但是却没有得过大病，而且一些力所能及的事情母亲都自己干，这让她省心很多。村里有些老人只有七十多岁，听力就下降，难以与人交流，但母亲的听力一直很好，平常在家喜欢和她说话，讲讲村里的家长里短，说到高兴处娘儿俩还要乐半天。

当被问及李会荣老人长寿有什么秘诀的时候，家人总结说：生活有规律，每晚21点睡觉，次日早6点起床。早7点吃早饭，中午12点吃午饭，晚饭时间为18点，三餐时间几十年雷打不动。规律的生活，加上清淡的饮食，使得老人的胃肠功能也相当好。

可见，规律的生活对我们的长寿是多么的重要。很多胃肠道的疾病正是因为人们不能按时吃饭，或者暴饮暴食造成的，所以我们要多多注意规律的生活，让人体得到适当的调理。

长寿贴士：你的身体告诉你如何规律生活

上面我们看到了规律的生活很重要，下面让我们来看一看我们人体器官的工作情况，这样有助于我们安排自己的生活。

1. 晚上21～23点为免疫系统（淋巴）排毒时间，此段时间应安静或听音乐。

2. 晚间23点至凌晨1点，肝的排毒，需在熟睡中进行。

3. 凌晨1～3点，胆的排毒，亦同。

4. 凌晨3～5点，肺的排毒。此即为何咳嗽的人在这段时间咳得最剧烈，因排毒动作已走到肺；此时不应用止咳药，以免抑制废积物的

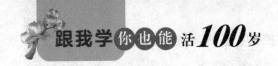

排除。

5. 凌晨5～7点，大肠的排毒，应上厕所排便。

6. 凌晨7～9点，小肠大量吸收营养的时段，应吃早餐。疗病者最好早吃，在6点半前，养生者在7点半前，不吃早餐者应改变习惯，即使拖到九十点钟吃都比不吃好。

7. 半夜至凌晨4点为脊椎造血时段，必须熟睡，不宜熬夜。

看了这些之后，我们就应该明白了为什么要规律，规律并不是简单地每天都是那样做，而是要按照身体器官的工作和外界气候等的影响共同来完成。针对这些，我们对规律的生活又有一些建议：锻炼不需要刻意地去做，饮食方面注重保护好脾胃，"遵循道，而贵重德"。

全世界有75%左右的人处在健康与疾病之间的状态——亚健康状态。所以养生几乎每个人都需要。懂得养生的人对提高自己生活质量非常有好处。我们对养生提出几点建议：

1. 健康人应加强保健意识、学习保健知识，采用行之有效的自我保健方法，以保持健康并使之强化。

2. 维持身体各组织、器官、系统乃至整体的动态平衡，并及时调整和纠正各种失衡状态。

3. 经常进行健康检测，通过各种诊查手段及早发现亚健康或疾病前期状态。

4. 对于各种致病因素，提前采取积极主动的预防和干预措施。

5. 积极治疗、缓解各种疾病过程，防止病情恶化或加剧，充分调动自身康复调节机能，以尽快康复（尽量少吃不良反应明显的西药）。

6. 加强病后康复疗养，使身体尽快恢复正常。

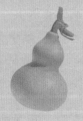

陆雪珍：*104*岁

——防寒保暖，勤活动

在寒冷的气候下到底该怎么养生比较好？从冬至开始一直到小寒、大寒，为一年中最冷的季节，罹患中风、心脏病、高血压的人往往会病情加重，此时应特别注意老人的健康，尤其是在身体的防寒保暖上。冬至时夜最长，日最短，过了这一天以后，又逐渐日长夜短，所以冬至为二十四节气中最重要的一个节气，也是古人认为一年中最重要的一天，要符合冬至节气的养生之道，首重身体的防寒保暖，尤其是老年人，因为老人出现低体温后，可能没有任何的不舒服与痛苦感，所以往往容易被忽视。

传统中医认为，人体内的血液，得温就易于流动，得寒就容易停滞，这就是所谓"血遇寒则凝"的道理所在，换句话说，当寒冷的气温作用在人体时，会使人体血管中的血液流动不畅，甚至引起血瘀阻滞，进而为心脑血管疾病的发作和加剧提供了条件。所以现在很多心脑血管疾病患者在入冬之前都要进行预防性的输液治疗。而我们的陆雪珍老人在防寒保暖，以及冬天养生这一方面做得就比较好。

陆雪珍生于光绪年间，父母都是当地的普通农民。30岁那年，陆雪珍的丈夫不幸病世，生活重担从此全部压在了她一人身上。可是困难没有压垮她，她辛勤劳动，省吃俭用，硬是把子女们一个个带大并送进了学堂。

生活的艰辛练就了陆雪珍一副好身板。六七十岁时，她依然赤脚下地种田，并包揽所有家务活。到了80岁，她还先后把6个孙辈和2个重孙辈一一领大。尽管陆雪珍104岁了，但看上去依然皮肤白皙、面色红润、精神饱满。陆雪珍十分爱劳动，至今在家里闲不住，常做些扫地、擦桌子、理家务等轻活儿。女儿讲，母亲至今只打过3次吊针，分别是在73

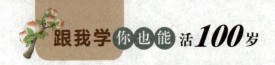

岁时摔伤、95岁时得急性肺炎以及99岁时轻微心梗时打的。现在，除了耳朵有点背外，陆雪珍的身体状况良好。

当问起老人有什么长寿秘诀时，陆阿奶的女儿、女婿归纳了老人平时的几大优点：特别注意防寒保暖、爱动、不挑食、保持心情愉快等。陆雪珍老人对防寒保暖的坚持，有自己的一套方法，并且有喜欢动的特点。

陆雪珍注意防寒保暖，首先是暖胃。胃舒服了，胃口就好了，尤其是冬天，能够温热驱寒的食物是暖胃的第一法宝，如姜、蒜、羊肉、狗肉、胡椒、茴香、虾、韭菜、大枣等都是老人爱吃的，除了这些外，还喜欢吃油皮蹄髈、红烧肉、肉粽和玉米棒之类，老人的饭量也较大，吃完一只2两重的肉粽后，还要吃大半碗粥，加上经常活动，很少有胃寒体冷、手脚冰凉的情况。其次是护腰。老人穿衣服喜欢选择腰高一点的，不仅可以给腰背部保暖，还能保护胃部不受凉，尤其是在活动的时候能保护腰部不受伤。第三件是热水袋。老人经常把热水袋放在随手的地方，不怎么运动或饭后不舒服时就焐在胃部，有助于血液流通和消化，浑身暖舒服了也想动了；冬天睡觉时，也用热水袋暖脚和胃，有助于睡眠和精神的保养。

小辈们对老人十分敬重和孝顺，他们时不时会从四面八方汇聚来看望她，老人的晚年生活是相当舒心的。

在冬天里，天气变化比较大，人体不容易接受寒冷的刺激，尤其是老人，免疫力较低，所以这个时候也正是我们应该多注意养生的时刻。老人冬季保暖要做到全方位，从生活的点滴小事注意，就能做到对身体的呵护。

长寿贴士：冬季保暖，保你长寿

中医养生专家表示，冬季科学保暖应要做好5件事。

1. 到室外应戴帽。冬季头部露在外面，易受寒邪侵袭，一旦受寒，容易引起感冒等。因此，戴帽子非常重要，并且还要将耳朵捂住。

2. 保暖从脚开始。寒都始于脚，脚一旦受寒，会引起感冒或腰痛等不良症状，因此冬季脚部保暖特别重要。穿合适的鞋袜，按摩、足浴都是不错的选择。

3. 穿衣不宜太紧，戴围巾别捂嘴。衣物太紧会影响血液循环，不利于保暖。围巾当口罩用对健康很不利，还易引发呼吸道疾病。

4. 室内温差不宜过大。寒冷的冬季，天气干燥，室内外温差过大，进出的时候易受凉。冬季室温应在18℃为最佳。还可在室内放一盆水以增加湿度。

5. 门窗不应太封闭。冬季室内应要经常通风换气，以保证室内的污浊空气排出，保证空气的清新与氧气充分。

另外让我们了解一下板蓝根、大萝卜、冬瓜、涮羊肉，这就是传说中的"冬季养生四宝"。

1. 板蓝根颗粒。板蓝根颗粒不但对流感病毒等十几种病毒具有明显的抑杀作用，而且还可大大提高人体的免疫力，具有标本双治的神奇效果。板蓝根为纯中药制剂，既可用于治疗，也可用于预防，天气转凉或稍感鼻塞等不适，暖暖地喝上一杯，举手之劳，便可提高免疫力，远离感冒，何乐而不为呢？

2. 萝卜。俗话说"冬吃萝卜夏吃姜，不用医生开药方"，在我国很多地方，甚至有"萝卜小人参"的说法，明代医药学家李时珍称它为"蔬中之最有利益者"。萝卜的食用，在我国南北方均是家常有之，人们常将其用于烧、拌、炖，最常见的则是做汤。因带有特殊的顺气功效，萝卜汤喝起来特别开胃、暖胃，在寒冷的冬季，喝来更觉舒服。而除了煮汤，萝卜还可炒食、煎炒、捣汁、做药膳等。

3. 冬瓜。冬瓜香菇海带汤是大雪节气之后不错的养生保健汤品，有驱寒暖胃之功效。进入冬季，由于人们的饮食偏于高热、高脂，大多数人的血压、血脂、血糖等指标常常会比平时高。冬瓜水分高，热量很低，有明显的利尿功能，故在清理内环境和降低血糖、血脂上功效显著。同时，冬瓜味甘性凉，有清热止渴功效，可用于冬季的咽喉不适、咳嗽痰多等。

4. 涮羊肉。在冬天，人体内阳气下降，所以容易气血不足，手足冰冷。许多女性一到冬天就会因此整夜无法入眠。中医说羊肉性甘温而不燥，温中暖下，是助元阳、补精血、疗肺虚、益劳损之妙品，可谓寒冬时节的理想美食。

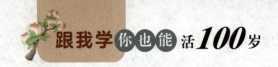

吴秀英：*102*岁

——少看电视多劳动，身体自然好上加好

热爱劳动是我国人民的传统美德。劳动不仅为社会创造了财富，同时也锻炼了人的体魄，增长了智慧，同样可以延长寿命。在物质文化高度发展的今天，劳动仍然是人类生存和发展的重要手段，是身体和道德健康的源泉。对于劳动养生益寿，古人早有精辟的论述。三国时期著名的医生华佗认为："动则谷气易消，血脉流利，病不能生。"经常参加劳动，可以促进机体血液循环，增加心脏冠状动脉血流量，改善心肌的营养和代谢；消耗体内过多的脂肪和低密度脂蛋白、胆固醇，有利于延缓动脉硬化形成，防止心、脑血管疾病的发生。

调查发现，勤于劳动是老人长寿的重要因素之一，有的百岁老人仍参加适当的力所能及的劳动。的确，劳动是生存和发展的重要手段。在 2010 年的全国"十大女寿星"评比中，吴秀英获此殊荣。而她也用她的实例说明了少看电视、多劳动是长寿的秘诀。

老人生于 1909 年农历 8 月 17 日。吴秀英老人的小女儿江义秀讲，老人至今胃口很好，"一顿吃一碗饭没有问题，一些年轻女娃娃都比不了她。"胃口好，身体也棒。吴秀英老人虽已百岁高龄，但头发白得并不多。老人健谈，言语间时时挂着笑容。说起老人的健康状况，三十多岁的孙女儿在一旁插进话来：她至今还记得十多年前，别人买老人的胡豆时，给了一张 20 元的假钱。老人听罢孙女的话，笑着说："用假钱骗人的家伙要用棒棒打"。吴秀英老人膝下育有 3 个女儿，大女儿熊天秀今年已 82 岁，小女儿江义秀也已经年满 60 岁。熊天秀说，吴秀英老人生长在乐至，新中国成立后才搬到成都定居。因其膝下无子，老人多年和三女儿江义秀一家生活在三圣乡江家大院。老人一直帮女儿打点些家务，直到 10 年前因腿部关节炎加重才停了下来。这些年，虽然行走有些不便，但吴秀英却很少生病吃药。小女儿江义秀拍拍老人还算厚实的后背，说："去年她的体重是 105 斤，估计今年还增加了。"

小女儿江义秀说："她以前养猪、种地都是能手。"十多年前老人就养了七八头猪，几十只鸡，"在农村也是了不起的事情。"到 10 年前关节炎突发，勤劳的老人才停下手中的活儿，帮女儿一家操持些简单的家务。11 岁的重孙儿王翰和老人说说笑笑，王翰说，"祖祖"每次都坚持要自己洗衣服，自己打扫房间。起来得早的时候，还不忘叫醒睡懒觉的他：太阳要晒到屁股了。吴秀英每天早晨 6 点多就起床，整理房间，打扫卫生，洗衣服，样样都不落下。年纪大了，腿脚不好，但老人的"坐功"了得。江义秀说，虽然老人平时坐着的时候居多，但有机会锻炼就绝不放过——长年坚持自己手洗一些衣物就是一种锻炼。即使是坐着，也是聊天说笑，既动脑子，又愉悦精神。老人的老年生活谈不上丰富，没有打牌跳舞的爱好，不看电视，就是做些日常活。孙女姚桂亭说，老人一辈子节俭、勤劳，常年吃素。吴秀英说，打她记事起到新中国成立时，都不知道白面馍是什么样子。七八年前，吴秀英在胜利街附近摆了个小摊儿，卖茶水、鸡蛋。老人自食其力，自得其乐，两年前才不再摆摊了。

吴秀英老人就是这样在日常的劳动中寻到了长寿的秘诀。也许你不相信原来日常的劳动就是长寿秘诀，但吴老用事实证明了这一点。生命在于运动，简单的日常劳动就是最好的长寿良药。在所有劳动中家务劳动又是中老年人的首选方式。据计算，扫地 15 分钟可以消耗 250 焦耳热量，对臂、腰均有好处。熨衣服 45 分钟可消耗 750 焦耳热量，对手臂、上臂及双肩都有好处。擦玻璃窗手臂需要大动作，半小时可消耗热量 467 焦耳。收拾物件 10 分钟可消耗热量 125 焦耳。但要注意弯腰时保持背直。可见，在劳动过程中，不仅能够使人拥有乐趣，还能有减肥、健身、延年益寿的好处。

长寿贴士：日常劳动，助你长寿

唐代孙思邈在《千金方》中记述："养性之道，常欲小劳，强听不能堪耳。且流水不腐，户枢不蠹。"宋代苏轼说："善养生者，使之能逸而能劳。"我国广为流传的《十史长寿歌》中也有"服劳自动手"之说。据统计，我国古代有三百多位皇帝的平均寿命不足40岁。尽管他们的死因很多，但终年养尊处优，出舆入辇，不劳而获亦是重要死因之一。广西巴马地区是我国的长寿之乡，在调查长寿原因的过程中发现，勤于劳动是重要的因素之一，有的百岁老人仍能参加一些劳动。英国山区有一位叫托马斯·佩普的农民，活到150岁时仍然神采矍铄，照常砍柴种地，他一生中经历了9个朝代，第9个国王出于好奇与羡慕，特将这位寿星请进皇宫中视为上宾，富丽华贵的服饰任其穿戴，山珍海味尽其食用，终日无所事事。结果不到2年就死去了。著名解剖学家加费解剖了他的尸体，发现他的四肢和内脏还未明显衰老，真正的死因是过多的脂肪堵塞了他的血管。这是一个因"劳"而长寿，因"逸"而丧生的典型实例。

坚持适当的劳动，对机体健康大有益处：

1. 经常劳动，可以健身防老。 即所谓"动则不衰，用则不退"。现代医学证明，随着年龄的增长，每个人的器官、组织都会发生老化。体力劳动可以有效调节血液流动，促进人体新陈代谢，使肌肉的弹性和张力增强，肌肉发达、坚韧而有力；还能阻抑体内胆固醇的合成，起到畅通血管、防止心脑血管病的作用。

2. 劳动可以增进人的智慧。劳动可以促进血液循环，维持心、脑和整个循环系统功能处于较高的新陈代谢水平，这样可以使人的思维敏捷，反应灵活，精力旺盛。

3. 劳动能使人精神愉快，心情舒畅。劳动能够改善身体的各项循环，促进激素的分泌，使得身体达到适应的程度，促进机体各项功能的发挥，增加机体的舒适度。适度的劳动可以放松身体，增加愉快感。

王桂兰：*106*岁

——勤用脑，心胸广，老也不会变糊涂

大千世界，芸芸众生，上至天子贵人，下至黎民百姓，没有不想长寿的。在科学发达的今天，一系列高科技手段揭示了人类生命的奥秘和内在规律，人类创造的文明成果在对自身生命的内涵逐渐加深认知的同时，使人类不断驱弊逐利，提高生命的质量，拓展生命的长度。据有关研究资料显示，1949 年我国人口平均寿命为 35 岁，1981 年为 68 岁，1991 年为 69 岁，2000 年为 72 岁，2010 年为 73.1 岁，并呈增长趋势。医学革命的创新成果和人类自身的生活实践告诉我们，长寿的要素有二：一是物质因素，主要包括体格因素、生存条件、环境等；二是精神因素。前者由社会发展水平决定，后者由人类自身决定。所以，胸怀宽广、保持良好的精神状态和乐观向上的心境是人类健康长寿至关重要的因素。

《光明日报》2009 年 8 月 3 日《勤用脑，人增寿》一文，论述了用脑和增寿的关系。文章说："日前，《北京青年报》披露了美国研究人员的一项科研成果：人对外界事物做出反应的速度快慢，决定人寿命的长短。这项长达 20 年的研究结论，是由英国爱丁堡大学和格拉斯哥医学研究会的研究人员，跟踪调查了来自全国各地的 7414 名志愿者的情况得出的。研究结果显示，反应速度在很大程度上与智力有关……对外界事物反应速度的快慢，取决于人脑的灵敏程度，这与人平时用脑的多少有关。因此，保持大脑的灵敏度，对于延长人的寿命，至关重要。"

　　问及"百岁寿星"王桂兰的长寿秘诀，老人说很简单，其实就两条——不生气，勤动脑。王桂兰老人拥有宽广的胸怀，才使得她不生气，加上老人勤于用脑，共同组成了她的长寿秘诀。

　　王桂兰一生历经艰辛，但老人家却总能以正确的态度面对人生，不管生活中遇到怎样的困难，她都会冷静地思考，总能想出合适的办法来。她常常告诫自己的孩子和晚辈们：遇到困难时，要快乐地去面对，多动动脑子，千万不能委靡不振、怨天尤人，有健康的身体才是生活的本钱。儿媳李秀杰说："虽然婆婆已超过百岁高龄，但每天早晨起床后，她总要自己穿衣洗漱，从不假他人之手。老人的心可宽了，脾气也好，从来不因为琐事与人计较，经常想出新点子给自己找乐。天气暖和的时候，老人经常走出门和邻居们聊天。"王桂兰的儿子李广财现年已63岁了，加上孙子、曾孙，四世同堂10口人家，真可谓儿孙绕膝、尽享天伦。虽是百岁高龄，但王桂兰老人做事从来不糊涂，遇事从来都是冷静思考，勤动脑。她退休后，两个孙子要结婚，她慷慨解囊；现在每月领取的1200元工资，都主动交予儿媳妇管理，而对如何花销从不过问。生活中的王桂兰总是能够很好地运用脑子，想出各种各样的方法来应对生活。在她的眼中，也许生活没有什么过不去的坎儿，只要肯动脑筋，生活仍然可以继续。

　　儿子李广财介绍说："我母亲平时没有什么爱好，在家里经常看电视，但她最喜欢新闻节目和戏曲频道。"王桂兰平时在家闲着时，经常收看电视新闻节目，有一年敦化市发生特大洪水灾害，老人在电视上收看节目后心情十分沉重，催着家人去捐款献爱心。敦化市副市长唐文忠登门来送慰问金时，她再三推迟未果，心里仍想着把这钱捐给灾区的人民。她告诉记者："我现在享有劳保待遇，市领导以及街道、社区的同志还经常来慰问我，现在有那么多的受灾群众需要救助，咱不能光顾自己享受，忘了帮助别人渡过难关啊！"

　　可见在我们的生活之中，勤于动脑，保持宽广的胸怀是多么的重要啊，这些都与我们的长寿息息相关。心胸豁达、宽容是心理养生的调节剂。人在社会交往中，吃亏、被误解、受委屈在所难免。面对这些，最明智的选择是宽容。唐代有位老者，年八十余岁犹有壮容，人们向他请教养生之术，老者笑指墙上的一首五言诗：老迟因性慢，无病为心宽，红杏难禁雨，青松耐岁寒。它说明心胸宽宏和良好的性格修养，有益于健康长寿。古人总结的宽心之道，如知足常乐、宰相肚里能撑船、苦处寻乐、行乐止忧、借境调心等，值得后人借鉴。

长寿贴士：心胸宽广，你会长寿

若是有个闪闪发光的东西掉在地上，你觉得是什么？

A．一定是 2 克拉的钻石

B．不过是个瓶盖

C．不就是镜子的碎片啰

D．可能是 50 块硬币

选A：你是个超级乐观的人。哪怕遇到了无谓的灾害，你都是能乐在其中的类型。

选B：你是个有点悲观的人。也许你自己不觉得，但是你其实有点悲观的倾向，不过，不妨试着稍微改变一下看事物的观点，这么说来，你好像不太可能会看破红尘哦！

选C：你是个超级悲观的人。因为发现漂亮的东西而想靠近看看，结果却怕自己会被镜子割伤什么的，你的想法就是这么悲观，但是，选B和C的人也有所谓踏实的一面，这可是一个优点，因此，试着再活泼一点，稍微再多一点无忧无虑吧！

选D：你是个很乐天的人。不过，好像也是有慎重的一面，能够随性地歌颂人生而且最健康的人就是你啦。

劳动模范程子林：*108*岁

——午后小憩，不能多也不能少

人们很容易在吃过饭之后就犯困，尤其是中午饭之后，情况更甚。英国学者就这一现象进行研究，发现每日午后小睡 10 分钟就可以消除困乏，其效果比夜间多睡两个小时好得多。据日前出版的德国《星期日图片报》报道，在德国越来越多的上班族有了午间在办公室休息的习惯。

在人体的降温排汗过程中，皮肤毛细血管扩张，体内血液分布不平衡，大量血液滞留体表，大脑血液供应相对不足，再经过一上午的紧张工作和学习，人们普遍会感到疲乏和精神不振。午饭后如果能科学地进行午睡休息，对身体进行及时的调整，对人的健康以及工作和学习都是十分有利的。劳动模范程子林就有中午休息的好习惯，也正是他的这个好习惯让他能够长寿。

这位一百多岁的老人身体非常健硕，看上去只有七八十岁，当被问到他长寿的秘诀，他答非所问地说："船上空气好啊！"即使生活了多年的子女也没有听老人讲过自己的长寿秘诀。想了很久，他的家属以及保姆才说他早睡早起，有规律地生活，并且有午睡的习惯。他睡觉非常有规律，每天中午午饭后都要很好地午睡。午睡的半个小时一般都在 12 点半到下午 1 点半之间，不管有什么样的事情都是如此。如果让他一天不睡，他一下午都会昏昏沉沉的，什么事情也做不下去。午睡之前都要喝一杯温开水，每天必须睡上半个小时，不能多，多了反而没有精神。睡醒之后简单地走动走动，然后洗个脸再继续其他的事情。天天如此，即使有客人来了他也是让家人陪着客人，等自己休息半个小时之后再继续陪客。这个习惯是他坚持了几十年的，从来没有间断过。也正是这样的一个长久的习惯才让他在人生的道路上越走越长。

很多人会小看这中午的 30 分钟或者几分钟的时间，实际上很多被人们忽略的东西却有着非常高的价值。没有中午那短暂的休息，就没有上午和下午劳累的间隔。一旦我们将上午和下午连接起来，就会让我们的劳累程度翻一番。当我们的劳累翻一番的时候身体承担的负荷就会增加更多。这些对我们的长寿都是没有好处的。不要小看这短暂的午休时间。如果你能充分利用好午休。它不但会让你在下午的工作中保持清醒的头脑，而且会让你在晚上下班之后仍然有持续性的效果。一个人有了清醒的头脑，在做事情的时候就会更加冷静和理性。

在我们的工作和生活中，如果能够增加适当的午休，非但没有耽误了我们的时间，反而是磨刀不误砍柴工，提高了工作效率，增加了生活质量。当然更加重要的是使得身体得到了有效的休息，疲劳得到缓解，从而寿命也会延长。

据医学家研究观察，每天午睡 30 分钟，可使体内激素分泌更趋平衡，使冠心病发病率减少 30%。研究者认为，地中海各国冠心病发病率较低与午睡习惯是分不开的。而北欧、北美国家冠心病发病率高，其原因之一就是缺乏午睡。成人睡眠不足 4 小时者，其死亡率比每晚睡 7 ~ 8 小时的人高出近 2 倍。德国的研究者坎贝尔认为，睡眠周期是由大脑控制的，随着年龄的增长而发生某种变化；同时发现，午休是自然睡眠周期的一个部分。佛罗里达大学的一位睡眠研究专家说，午休已经逐渐演化成为人类自我保护的方式。最初，午休可能只是人们为了躲避正午的烈日，后来逐渐变成一种习惯；那时的人类是生活在暖热的地区，户外劳动是人们维持生存最基本的条件。因此午休成为人们避免遭受热浪袭击的方法。这就提示人们，晚间睡眠不足，如能在午睡中适当补充，也将有益于延年益寿。

需不需要午睡和个人自身的体质、睡眠状态、年龄和有无疾病等条件密切相关。尤其是平时睡眠不足以及身体虚弱的人都应当有合理的午休；对从事脑力劳动的人和中小学生而言，午睡更值得提倡。睡眠质量差的老人也能通过午睡让大脑得到真正的休息。

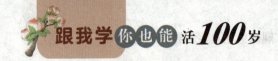

长寿贴士： 合理午休，长寿不是梦想

忙碌的工作、紧张的节奏，常常使人力不从心，因此，午睡便成了很多人一天工作的重要保证。专家认为，午睡不但可以增强体力、消除疲劳、提高午后的工作效率，同时还具有增强机体防护功能的作用。但是午睡还有很多讲究，只有合理的午睡方法才能达到最好的效果。

1. 饭后不要急着午睡。很多人习惯午饭后就睡，而这时胃刚被食物充满，大量的血液流向胃，血压下降，大脑供氧及营养明显下降，马上入睡会引起大脑供血不足。所以，午睡前最好活动10分钟，以便食物消化。

2. 讲究入睡时间。一般人都认为中午只要睡了，就能达到效果。然而专家分析，人们最容易入睡的时间是在早上起床后8小时或是晚上睡觉前8小时，大约是在中午1点钟。因为这个时候人的警觉处于自然下降期，此时午睡身体会得到很好的休息。

3. 午睡要注意卫生。睡前不要吃太油腻的东西，也不要吃得太饱，因为油腻会增加血液黏稠度，加重冠状动脉病变，过饱会加重胃消化负担。另外，睡醒之后可以喝杯水，以补充血容量，稀释血液黏稠度，然后可以进行一些散步类的轻度活动。

4. 午睡不宜太长时间。专家认为，健康的午睡以15～30分钟最恰当，最长不要超过1小时。如果时间太短达不到休息的效果；时间太长，醒来后又会感到轻微的头痛和全身无力，而且也不容易醒。

5. 午睡不要趴着睡。据了解，大部分人都不注意午睡的姿势，有的俯卧，有的干脆伏在桌上睡。其实，伏案睡觉会减少头部供血，让人睡醒后出现头昏、眼花、乏力等一系列大脑缺血缺氧的症状。同时，用手当枕头会使眼球受压，久而久之容易诱发眼病，而且趴在桌上会压迫胸部，影响血液循环和神经传导。

脑科学家张香桐：*100*岁

——不失眠，就是长寿秘诀

根据医学的体验、观察，一个人实际睡眠时间最多只有两个钟头，其余都是浪费时间。大部分的睡眠时间都是在梦中，没有哪个人不做梦，至于醒来觉得自己没有做梦，那是因为他忘记了。睡眠时间是一门大学问，同宇宙法则、地球法则、易经阴阳的道理有着密切关系。进入了实际睡眠时间你会感觉到，心脏下面有一股力量降下来，与丹田（肾上）的力量融合，所谓"水火既济"，豁然一下，精神百倍。专家综合分析后指出在正子时的时候是人体最需要睡眠的时刻，所以失眠或真要熬夜的人，正子时的时刻，哪怕20分钟也一定要睡，睡不着也要训练自己睡着。过了正子时大约12点半以后，你不会想睡了，这很糟糕，这时如果不睡，一天都会昏头。所以想从事熬夜工作的人，正子时，即使有天大的事也要停下来，睡它半小时，到了卯时想睡觉千万不要睡，那一天的精神就够了。

张香桐是中国科学院最早的学部委员、资深院士，我国神经科学奠基人，对我国神经科学的发展起到了重要的推动作用。他被国际同行誉为"公元前300年至公元1950年间对神经科学进展有贡献的人物"。先后获国际神经网络学会"终身成就奖"、世界茨列休尔德奖金、陈嘉庚"生命科学奖"、何梁何利"科学与技术成就奖"。他用100岁的高龄，向我们讲述不失眠，有良好的睡眠质量对长寿的重要性。

在脑科研究所，张香桐有3个"著名"的"一定"是人尽皆知的，那就是身边一定带着眼罩、一定带着耳塞和下午 4 点以后一定不喝水。这就是他的养生之道吗？张香桐自己是这样说的："一个眼罩，一个耳塞，我是什么时候都带在身边的。想睡觉时戴上它们，不管在什么场合，不管周围光线怎么亮，声音如何吵，我都可以呼呼入睡。"就是因为有眼罩和耳塞，才在很恶劣的条件下，保证了充足的睡眠，保住了健康。这个习惯也保持至今。那为什么下午 4 点以后一定不能再喝水呢？张香桐解释说，对别人而言，不是非"一定"不可，只不过他是这样做的。因为从生理学上讲，人年轻的时候活动多，每天会出很多汗，还有许多水分会以其他看不见的形式从体内挥发出去。老年人就不同了。他们活动少了，出汗和挥发也都少了，所以体内水分的排出方式只有通过膀胱一条通道。而随着年龄的增长，膀胱的容量也会逐步减少，于是自然而然形成了尿频。这样，如果下午和傍晚多喝了水，势必夜里要多小便。而老年人的睡眠本来就差，入睡难，多起床当然就更会影响睡眠质量了。长此以往，那就必然影响到身体健康。张老就是这样保证了不失眠，能够有优质的睡眠质量，才能够长寿的。

高效的睡眠，是我们长寿的基本，怎么让睡觉更加科学和高质量呢，我们需要认真来研究一下。

长寿贴士：高质量的睡眠，长寿在眼前

关于睡觉，我们还是要讲究一下的：

1. 最佳睡眠时间。晚 21 点到凌晨 5 点为有效睡眠时间。人是动物，和植物同属于生物，白天（凌晨 5 点到晚上 21 点）活动产生能量，晚上（21 点到凌晨 5 点）开始进行细胞分裂。晚上 10 点 30 分为最佳入睡时间，至少做到 11 点上床。晚上 11 点至凌晨 5 点应该在深睡眠中度过。可以根据您的情况慢慢调整自己的生物钟，尽量安排在这个时间段内睡觉，提高睡眠质量。

2. 饮食调整。

（1）忌饱食。晚餐忌饱食厚味，而应吃得清淡容易消化，晚餐七八成饱即可，睡前至少3小时内不要吃东西，以免加重胃肠负担。

（2）刺激性饮食。尽量避免晚上大量饮用咖啡、巧克力、可乐、茶和酒等，以免因精神兴奋或尿频而影响睡眠。

（3）晚上用小米、莲子、龙眼、百合、粟米熬粥，有令人入睡的功效。

（4）食醋1汤匙，倒入1杯冷开水中饮之，可以催眠入睡并睡得香甜。

（5）血虚失眠者，可常服藕粉，或用小火煨藕加蜂蜜适量吃；也可以吃龙眼肉（也就是我们常说的桂圆肉）10克，红枣5个去核，蒸鸡蛋1个食用，每日1次。

（6）心虚、多汗、失眠者，用猪心个切开，装入党参、当归各25克，同蒸熟，去药，吃猪心，有良效。

（7）因高血压而导致的失眠者，用芭蕉根50克，猪瘦肉100克，同煮服用，能催眠入睡。

（8）神经衰弱的失眠患者，可取莴笋浆液1汤匙，溶于1杯水中。由于这种乳白汁液具有镇静安神的功能，所以有一定的催眠疗效。

（9）柑橘芳香催眠。在床头柜上放上1个剥开皮或切开的柑橘，让失眠者闻其芳香气味，可以镇静中枢神经，帮助入睡。

（10）晚上临睡前喝杯牛奶，最好加一点蜂蜜，有安神催眠之功效。

上海十大寿星倪炳兴：*106*岁

——有了高血压和心脏病也能活百岁

高血压和心脏病已经在人们的生活当中见怪不怪，心脑血管疾病已经普遍存在于我们现代人当中。面临这些终身疾病，人们很是无奈，也有很多人被这些疾病而夺走了生命。当然更关键的是这些疾病在我们的生活中也严重影响了我们的健康，这些疾病直接的损害就已经非常严重，再加上间接的损害，比如常见的三高：高血压、高血脂、高血糖。在面临这样的高血压心脏病的时候，我们是不是对这些疾病束手无策，让它们缩短人们的寿命呢？答案是否定的，只要我们认真做好养生，即使有了高血压心脏病，也可以实现长寿梦。

倪炳兴，男，106岁，农民，现住上海市浦东新区新场镇，患有心脏病和高血压，倪老认为，最好的健身就是劳动。92岁的时候，他还能挑担施肥。现在他白天在家里到处走走，起床以后揉搓太阳穴，搓搓脚心。倪炳兴吃的蔬菜都是自家种植的，饮用水也是天然的井水，平常食用的是菜子油，很少吃豆油、动物油等。倪老平常很少吃红肉，鸡肉吃得也不多，但经常吃鸭肉和鱼虾。倪老的长寿离不开82岁的女儿倪桂仙的悉心照料。老人有心脏病和高血压，每天用药都是女儿认真配好的。老人平时喜欢吃鸭肉，女儿总会麻利地按老人的口味烧。

倪炳兴老人的长寿事实向我们证明了，即使患有高血压、心脏病，只要我们在医师的指导下按时服药，加上平时多注意养生之道，仍然是可以达到长寿效果的。

在患有高血压心脏病之后，我们不要过于担心，首先高血压并不会直接威胁到我们的生命；心脏病也要看是哪种，最常见的就是冠状动脉粥样硬化性心脏病，即冠心病，冠心病要引起高度的注意，这个是可以直接威胁到我们生命的。据报道，曾经有人通过养鱼、养花等调节心情的方法使得血压回到了正常水平，而且有的心脏病患者保持良好的心态，不大悲大喜也同样能够保证心脏病不发作。

如果已经患上了高血压和心脏病，首先我们要保持良好的心态，改掉不好的习惯，让疾病不会再继续发展，控制在一定的范围之内。此外要按时地服用药物来控制，这种疾病绝大多数人是需要终身服药的。事实已经证明，有高血压、心脏病的人仍然是可以长寿的。

另外，有了高血压，心脏病之后，并不是不可以做运动的，这里要提醒的是绝对不能做剧烈运动，但是平时我们可以简单地活动。当然在活动的时候我们需要多注意运动的轻柔，动作不要太突然。提到华佗，可能大家都不陌生，他是三国时期著名的神医，同时，他还颇懂养生，是一位了不起的养生专家。他模仿虎、鹿、熊、猿、鹤的姿态创作了一套健身功法，也就是"五禽戏"。据说他临死的时候还是耳聪目明满头黑发，他的弟子吴晋、樊阿坚持练习五禽戏也都活到100岁。所以说，您千万不可小看坚持运动的好处。

长寿贴士：高血压，阻碍不了长寿

下面是关于高血压的一些调理方法。

1．起居调养法：养成生活有规律的习惯，劳逸结合，保持心情舒畅，保证充足睡眠，脑力劳动者避免用脑过多。控制饮食，减轻体重。服用降压药要慎重，不可降压太低、太快，以免引起不适和其他并发症。

2．药物调养法

（1）常用验方

①野菊花15克，决明子15克，豨莶草15克，水煎，每日1剂，分

2次服。

②玉米须25～30克，水煎，每日1剂，分3次服。

（2）中成药

①牛黄降压丸，每次2丸，每日2次，用于有眩晕、头痛、失眠、耳鸣者。

②复方罗布麻片，每次2片，每日3次，用于头晕、心悸、失眠者。

③当归龙荟丸，每次9克，每日1～2次，用于面红目赤、大便干、小便黄者。

3．饮食调养法：戒烟酒，进低盐、低脂、易消化食物。平时可常服食药茶等。

（1）芹菜或蓬蒿菜250克，洗净后用开水烫2分钟，切细捣烂饮汁，每次服1杯，每日2次。

（2）鲜山楂10枚，白糖30克，捣烂加糖煎煮至烂，吃山楂饮汤，每日1次。血压可平稳下来。

4．按摩调养法：早晚各1次。用双手拇指指腹分别按揉两涌泉穴100下后，觉头部轻松，量血压，可降低0.6～1.3千帕。然后用两手掌从前额开始向头顶后方推压至枕骨部，继而反掌，用两小指内侧推压耳后至风池穴，再用手背由颈部两侧向下推压颈动脉至胸前方。如此连续操作10～20遍，自觉头部轻松，长期坚持，可获良效。

5．其他调养法

（1）钩藤20克，冰片少许。将钩藤剪碎，布包冰片少许放入盆内加温水洗脚，每次30～40分钟，早晚各1次，10日为1个疗程。

（2）吴茱萸适量，研成细末，用醋或凡士林调成软膏，敷足底涌泉穴。每晚临睡前敷，次日除去，连敷10～15次。（以上保健方法仅供参考，病情变化请及时就医。）

性格豪放，生活节俭
没有不良嗜好

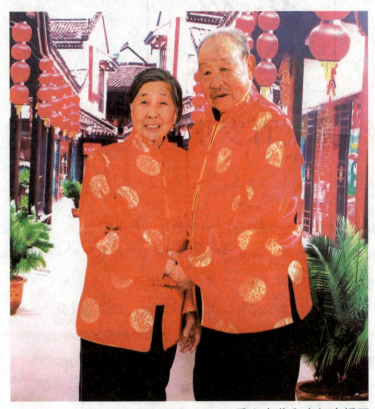

爱人大爷和大奶金婚照

　　大爷 1923 年出生，已 101 岁高龄。精神状态非常好，像是七八十岁的样子。性格豪放，声音洪亮，他在屋里说话，老远你都能听见。生活节俭，没有不良嗜好，不知道什么是暴饮暴食。年轻的时候当过县财政局局长，大公无私，爱国，爱党。退休后闲不住，当志愿者，写写画画，种花种草，做力所能及的事。

第三章

积极心态
JIJIXINTAI

积极心态，百岁并非难上难

几乎所有的长寿者都是心态积极的。他们从没有放弃过生命，永远对生活抱着美好的愿望，而且脾气都比较平和。历史上气性比较大的人物就是小说中的周瑜，当然也因为他遇到了诸葛亮，只活了36岁就去世了。当然我们可以说是天妒英才，但是他没有调整好自己的心态是很大的原因。再有就是楚汉之争的亚父范增，因为项羽不再信任他，本来非常健康的他因为生气，在回家的路上就背疽发作郁郁而终。凡是长寿者，未见易怒及心胸狭窄者。

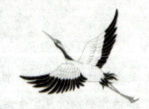

吴德芳：*106*岁

——平平淡淡才是真，快乐生活不强求

在我们的生活中，不论是大喜还是大悲对身体的影响都是非常大的。很多时候很多事情，都是因为不平衡的心态引发的。在养生方面，心态对其影响也是非常显著的。著名的小说《儒林外史》中的《范进中举》讲述了一个人从平民一下子考中举人之后的一系列疯癫行为，这就是我们平时所讲的乐极生悲啊。

在中医理论中，将人的情感分为七情，即喜、怒、忧、思、悲、恐、惊7种情绪变化。七情与脏腑的功能活动有着密切的关系，七情分属五脏，以喜、怒、思、悲、恐为代表，称为"五志"。中医认为"七情"跟我们的五脏有着非常密切的关系，七情的变化直接影响了五脏的功能。换句话说，就是我们的心理对我们的身体产生着非常重要的影响。《阴阳应象大论》中说"心在志为喜""肝在志为怒""脾在志为思""肺在志为忧""肾在志为恐"。所以就有了喜伤心、怒伤肝、思伤脾、忧伤肺、恐伤肾的说法。可见不管是什么样的一种心情，都会对身体有比较明显的影响。那我们应该怎么办呢？这就非常需要我们保持一个平淡的心态，不要大喜大悲，平平淡淡才是真。

106岁的吴德芳是福建省的百岁名人。老人一生嗜好花茶，恰似老人在三坊七巷的高宅深院中度过的岁月：恬静、优雅、清淡。"我妈能活这么大年纪，主要是心态好，凡事不强求、不过多操心。"吴德芳的儿子说，"自小家境优越，母亲从来不要求华丽的衣服和奢侈的生活，一辈子吃素念佛，随和简朴。父亲过世后，母亲变得非常胆小，每晚要人整宿陪伴才能入睡。后来进入护理院，有专业人员护理之后才慢慢恢复了平静。"

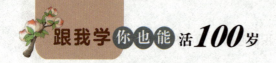

吴德芳的子女十分孝顺，几乎天天轮流来探望。一次，儿子向她谈起三坊七巷故居拆迁的事，老人问："政府有安置吗？给补贴吗？"得到肯定的答复后，老人郑重地叮嘱："你们要知足，相信政府，不要提过分要求！"这件事让护理院院长顾志萍对吴德芳刮目相看："真是一位深明大义的老人！"

老人的生活没有什么大的风波，在平素的生活中从来都是平平淡淡，没有什么大喜大悲，不管什么样的事情，她都会非常平淡地看待。在她的家人总结她生活的时候，说她的生活就如她爱喝的菊花茶一样，有种淡淡的幽香。

由上可见在吴德芳老人的生活里，没有过多的竞争，也不会有超重的压力，有的就是人生的淡定和平静。安静祥和的气氛笼罩在老人的左右。这样的心态不是我们每个人都可以做到的，但是我们每个人只要努力去做，一定可以像吴老一样获得健康长寿。

长寿贴士：家常养生粥

以下几个养生粥，大家可以参考选用。

1. 芹菜粥

制作：取大米250克，加适量清水，煮至半熟，再加入洗净切碎的连根芹120克，煮粥至熟食用。

食用此芹菜粥可以清肺火、降血压、止晕。春季肝阳易动，常使人肝火头疼、眩晕，有此病患者或中老年人，常吃些芹菜粥，对降低血压、减少烦躁有一定好处。春季也是小儿麻疹多发季节，若及早发现，也可煮芹菜粥给小儿食用，以达到解表透疹的目的，此外，芹菜粥也颇适宜于生长发育旺盛的孩童食用。

2. 枸杞粥

制作：取枸杞50克，粳米100克，同煮成粥，早、晚随量食用。

枸杞子在中医中性味为甘，是进入肝经和肾经的重要药物，是一种滋补肝肾的药食两用之品。春属木，与肝关系甚为密切。春季选食枸杞粥，可以补肝肾不足，治虚劳阳痿。枸杞有降低血糖和胆固醇、保护肝脏、促进肝细胞新生等作用，故有助于治疗糖尿病、动脉粥样硬化、慢性肝炎、夜盲症、营养不良、贫血等。

3. 莲子银耳羹

制作：莲子肉30克、白木耳20克。加入清水适量，文火煮烂，放冰糖少许，每日清晨食之。

莲子肉可以入脾胃之经，能补脾胃之虚。白木耳入肺胃二经，能滋养肺胃之阴，二者相用，能气阴双补。

4. 韭菜粥

制作：先将粳米100克倒入锅内，加水煮沸，再加入切碎的韭菜550克，同煮做粥，早、晚可以适当食用。

春日食韭菜有辛辣助阳、促进升发的作用。韭菜富含维生素A、维生素B、维生素C和糖类、蛋白质，且有调味杀菌等作用。因其性热助阳，凡阴虚体质，或身有疮疡者不宜食用。

5. 胡萝卜粥

制作：胡萝卜350克，洗净切碎，加粳米100克，和水煮粥，早、晚餐服食或做午后点心。

胡萝卜含有丰富的胡萝卜素，人体摄入后可转变成维生素A，能保护眼睛和皮肤。患有皮肤粗糙和夜盲症、眼干燥症、小儿软骨病的人，食之很有裨益。平素脾虚泄泻者慎用本品。

尹士奎：*103*岁

——积极心态活百岁

在如今的生活中，不少人因为有钱了，对生活，对身体，也格外讲究和重视起来了，于是追求一些高档享受，追求各种各样的生活保健（包括到医院去做正常的健康检查，参与各类健身活动，等等），这些做法，的确对确保一个人的身体健康很有益处，也愈来愈被人们重视。而惟独一条，那就是心态问题，往往会被自己忽视。一个人保持一种良好的心态，对工作，对学习，对生活，尤其是对自己的身体健康，相当重要。世界卫生组织宣称，人的健康长寿10％取决于社会因素，8％取决于医疗条件，7％取决于气候因素，而60％取决于自己。可见我们积极的心态在生活中与长寿是息息相关的。大凡能够健康长寿的人，一般来说，除了生活环境和生活条件等给予他们的保障以外，那就是他们自己所能具备的一种心态，一种对保持自身健康十分有利的良好心态。

尹士奎，103岁，住在北新桥北官厅，原籍河北，他跟我们讲长寿秘诀就是："心态好最重要！"尹士奎经常会同将近90岁的老伴悠闲地坐在椅子上，等待着亲人朋友来看望。保姆说，二老的身体各项机能都还挺好，就是耳朵有些背，说话得大声。曾经的一场病让尹老显得虚弱了一些，腿脚不太有力，所以现在住在5楼已经很少下楼，老伴却几乎天天下楼，晒晒太阳，与同龄的老人聊天。尹士奎老人的记忆力很好，如果有朋友来看望，老人会随口唱起几十年前的歌谣，还讲起自己参军打仗时的情形。喜欢交朋结友的他有时会"煲"1个多小时"电话粥"。

每天6点起床吃完早餐后，老人照例操练起自创的"养生操"。在两居室内狭长的走廊上，老人靠着墙，开始左手拍打右肩，右手同时拍打背脊，头部随着左手的拍打方向同时摆动……尹老说，这套养生操十分有效，可起到防疲劳、治疼痛、调血压的作用。动作可能不漂亮，但尹老已经坚持了几十年，他说现在如果不做做操，浑身都觉得不对劲。老人还会参加居委会的一些节日庆祝活动，现场能演唱京剧以及革命歌曲。老人的长寿秘诀就是"心态好"。

很多时候我们觉得有些东西真的很奥妙，搞不清有多少的秘密在里面。其实对于尹士奎老人来说，道理就是这么简单。保持一个良好的、积极的心态，不用过多地去寻找秘诀，长寿就是这么简单。

专家提出"健康的一半是心理健康"的概念。因此，应提倡民众用乐观的心态、积极的态度去看待和解决问题。因为乐观是一种开放的心态。人高兴时身体会分泌内啡肽，它能使人心情愉快，性格变得乐观、开朗，对身体健康非常有益。

《秦问·上古天真论》中有记载："上古之人，其知道者，法于阴阳，和于术数。饮食有节，起居有常，不忘作为。故能形与神俱，而尽终其百年，度百岁乃去。"

生活当中也许很多事情我们不能完全做好，但是我们要尽力去用乐观积极的心态面对。这样的生活才能有滋有味，这样的养生才能长寿。

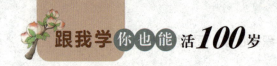
长寿贴士：戒掉不良心理，保持乐观心态

好的心态对健康长寿十分有利。人的心理年龄要保持年轻，心理年龄能影响生理年龄，改善生理年龄。心态好的人，免疫功能就会增强，就会充满生机。老年人应当把一切恩怨抛之脑后，不要要求过高，不争强好胜，要助人为乐，乐观才能向上。平时还应多学习，吸收新鲜事物，对健康长寿充满信心，切莫"事事看不惯"而火烧心头。

老年人的生活中有些不良心态是会影响到长寿的，所以以下几点大家要多留心，避免有这样的心态。

1. 私心太重，斤斤计较，以自我为中心。世上的好处自己捞完才心甘，否则就怨天怨地。有这种心理，整天劳心伤神，寝食不安，必然危害身心健康，影响长寿。

2. 嫉妒心理。"人比人，气死人。"任何方面都不容别人比自己优越，这种心理所产生的行为，不但容易在朋友、家人之间产生摩擦，也易使自己整天处于焦虑烦躁之中，伤心劳神，危害健康。老年人应当保持与世无争的心态。

3. 贪婪心理。重财重利，贪欲无度，劳心伤脾，则百病丛生。这些更是老年人养生的忌讳。

4. 忧郁心理。抑郁寡欢，思绪重重，叹老悲老。殊不知，"怕老老得快，叹病病自生。"此心不除，疾病更易缠身。要想长寿，老年人就不要有那么多的顾虑。

6. 怀疑心理。对亲朋好友和家人，缺乏起码的信任。须知疑心过重是导致家庭失和、人际关系紧张的重要原因。老年人少一点担心，多一些豁达，对长寿是有好处的。

7. 守旧心理。总沉湎于往事的回忆中，倚老卖老，看不惯一切新生事物。此心不除，就会落伍，形劳精亏，积虑成疾。要想长寿就要杜绝守旧心理。

孔庆春：*109*岁

——心慈而忠厚，不求得与失

心理对长寿的影响越来越受到关注。心理免疫甚至在癌症的康复中也会发挥出神奇的作用。美国抗癌协会发表的一项研究结果表明，大约有10%的癌症会自然消失，而且极少复发。科学家们研究认为，至少有十几种因素可以促使癌症自然消失，但心理因素的免疫在其中所起的作用是至关重要的。目前已经确认，人血中有一种具有抗癌成分的"转移因子"，它能"唤醒"人体免疫细胞，从而清除侵入体内的癌细胞。

近来的科学研究表明，人的心理活动和身体的生理功能是有着一些内在关系的。良好的心理能够促进身体的正常运行，相反则会使身体免疫力低下，从而对身体产生非常不利的影响。一个人多行善事，能经常帮助弱者，使他人摆脱困境，心中必会涌起欣慰之感；一个人坚信自己活着于他人有益，甚至是他人的生活支柱，这就会成为自己的一种精神鼓舞。有了这种精神鼓舞，他就会心情愉快，同时也提高了机体的免疫力，从而不容易生病。这样一来长寿就离他不远了。

孔庆春老人，109岁，是朝阳区最长寿老人。

孔庆春出生在吉林一个贫困的农家，自小酷爱学习，却因家境贫寒只念到初中就辍学了。从那时起他就下定决心，自己只要有钱，一定要供如他一样有志读书却因贫困念不起的人读书。后来他果真赚到了一点钱，除了维持自己起码的生活外，全部拿出来助人求学。孔庆义正是孔老一直捐资助学的本家弟弟。后来孔庆义成了著名的留美归国水利专家，参与了治理海河的浩大工程，因成绩卓然曾得到周恩来总理的表扬。知恩图报的孔庆义在辞世前，将孔庆春老人托付给了长子孔方恩，要他好好赡养自己的恩人。

孔庆春老人到底捐助过多少人，他似乎已记不太清楚了。"文革"时孔庆春老人受过冲击，一位副省长前来为他解围，他才知道这位省级领导曾是一位他的捐助者。老人热心公益事业的热情至今未减，他的退休工资并不高，但是凡街道号召给灾区募捐，总落不下孔庆春老人，那年东南亚海啸，他亲自将120元捐款交到了捐助站。去年孔庆春老人摔伤后，大伙儿帮他找了个保姆，他却自己干家务让保姆学习，并声明小保姆若能考上大学，他乐意资助她……孔庆春老人前几年才辞世的老伴贺方舟是位小学教师，也和孔庆春老人一样是位热心肠。现在住在同一楼门里的邻居，都是原来同住在一个平房院的老邻居，几乎所有人家的大人小孩都得到过他们夫妇的关照，建立了很好的睦邻关系。也许正是这种不求图报、热心助人的精神感动了左邻右舍，才在老人年老体衰之时，都把孔庆春老人当成了自己的亲人，给予关照和呵护。

当被问起老人这么高寿、健康的秘诀是什么的时候。老人淡然笑道："好多人都问我这个问题，可我的回答很令人失望——没有，真的没有。"老人说，他没有什么娱乐爱好，连打麻将玩扑克牌都不会。饮食上也随随便便，烟酒不沾，一日三餐粗茶淡饭只要填饱肚子就满足了。"如果一定要归纳出个什么养生经验，那就是我比别人傻"。

老人说的"傻"正是他有着一种慈善的心和忠厚的品性。也正是他的这种"傻"，让他能够如此长寿。

长寿贴士：放下焦虑，让自己也长寿

老年人在生活当中应当学会放下焦虑来调节自己的情绪，让自己更加适应外界环境，这样才能更加长寿。那么老年人怎样才能放下焦虑呢？

1. 了解自己。理解自己的情绪，感受可以改变。担心只是一种感觉，不是事实。据统计，人们有99%的担忧都是多余的，都不会变成现实。所以要认清自己，想清楚了之后，很多事情就不再有那么多焦虑了。

2. 接受不能改变的事实。很多事情已经不能改变了，我们再多的懊悔也是没有用的，尽量地去释怀，让自己重新开始，这样才能放下焦虑，重获轻松。

3. 改掉焦虑的习惯。试着少一点担心。有心理研究人员称，一个动作或者一件事情重复28次就可以成为一种习惯。所以如果你一直焦虑，焦虑也会成为一种习惯。改掉这种习惯也是可以的，只要你学会轻松28次，你就能养成不焦虑的习惯。

4. 设定焦虑的底限。第一个月试着每天允许自己焦虑2个小时，焦虑10件事。第二个月试着每天焦虑1小时，焦虑6件事……第六个月停止焦虑。也许很多事情我们不可能一下达到目的，但是我们可以一步步来实现。

5. 寻找焦虑之外的空间。忙碌起来，让自己没有时间焦虑。寻找精神寄托，读书、旅行、交友、运动等，让自己没有精力焦虑。这也是转移注意力的一种方法。

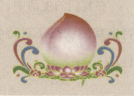

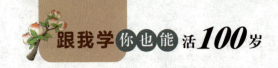

靳华然: *106*岁

——幽默风趣心情好，脾气也是老来宝

一位哲人曾经这样描述幽默："它是一只奇妙的精灵，可将烦恼化为愉快，忧心忡忡变为乐趣陶陶，悲观厌世转为向往憧憬，而在这些转变过程中心境逐渐处于爽然与开朗，并由此能引起诸多启迪与联想。"可见幽默有着它独有的魅力和作用。也有人说幽默是一种睿智，可见懂得幽默的人起码要有比较清晰和灵活的头脑。人到老年，尤其是离退休后，数十年的忙碌忽然变成清闲，如不注意心理调适，就很容易产生"老了，不中用了""夕阳虽好近黄昏"的失落感，忧郁寡欢，失去对生活的兴趣和信心。所以幽默感对驱除老人不良的心理情况是有非常重要的意义的，老人有了良好的心态才有长寿的心理基础。

幽默不但能调节和保持心理健康，还可以起到延年益寿的抗衰老作用。它能使紧张的心理得以宽松，释放被压抑的情绪，摆脱窘困场面，缓和气氛，减轻焦虑与忧愁，避免过强的精神刺激和心理活动的干扰，从而起到心理保健作用。经常保持幽默，富有幽默感，能调节内分泌系统功能，使人体的体液循环、新陈代谢发生变化，能诱发神经系统的兴奋性，有益于抗病抗衰老。

在我们的生活中，很多时候是不缺乏幽默的，主要是看我们能不能以一种保持幽默的状态来对待生活。百岁老人靳华然就保持了幽默风趣、思维敏捷的性格。

当靳华然老人看见有客人来的时候经常会说："你们都来了，我拜拜你们。"并且双手合十，然后大笑，会逗得所有人跟着笑。如果当人们问到老人多大岁数，属什么的时候，老人会接得非常快地说："俺属那个好大个的大龙。"她那样的神情加上她双手比划的夸张动作，逗得大家又是一阵哈哈大笑。

听老人的外孙女讲老人非常爱干净、爱美。平常3天洗一次澡，每天自己照镜子梳头。老人还比较喜欢照相，如果有人说给她照相，她会非常高兴地说："你等我一会儿，我得打扮打扮！"大家看着她跟一个小孩子一样认真地梳头，真的羡慕她这份开朗风趣的性格。老人每次照相都会摆着各种各样的姿势，笑容满面。"返老还童"在老人身上真正体现，老人的笑容也让大家觉得她虽然老了但是确实非常美丽。

老人的头发依然比较黑，而且色泽也是非常好的，全然不像100岁的老人。甚至更有意思的是老人居然还长出了新的牙齿。老人自豪地说："我又长出新牙了。"在场人无不感到对于生命的敬畏。老人幽默风趣的话语惹得全场人大笑不止："又长黑头发，又长新牙，那不成精了。"靳老总是这样能让人们活在她的幽默风趣和开朗的性格当中。

一些研究者认为，幽默有益于身体健康是由于平时笑，引起了许多生理变化，即遵从"幽默——笑——生理变化——健康"的模式。实验证明：有活力的笑可以放松肌肉，加快呼吸，刺激循环，减少与压力有关的激素的产生，增强免疫力。有位哲人说过：幽默是尊严的肯定，是人类超然物外的胸襟的证明；幽默是豁达胸襟的显露，是乐观大度的表现，是到口的鸭子飞了竟然还能一笑了之。现代医学也表明，幽默的谈吐，乐观的精神，不仅有利于人体的健康，而且还能疏通经络，和畅血气。笔者因工作关系，有幸接触古今中外百岁老人的资料，从中发现，大多数寿星在精神上乐观，语言上幽默。可以说，他们的高寿与其开朗乐观、诙谐幽默有着密切的关系，精神上的乐观是他们通往高寿巅峰的一条重要捷径。

有研究显示，幽默的人战胜疾病的机会更多。幽默感较强、笑声不断的癌症患者存活率可提高 70%。这是因为幽默感能提高人们的抗压能力，激发体内免疫系统的活力。心理学研究表明，人的大脑皮质有个"快乐中枢"，而幽默正是其最佳的刺激源。这个"快乐中枢"接受适宜的刺激后呈兴奋状态，能激发人体机能，洗刷生理疲劳和精神倦怠，改善体内循环，增强免疫力。因此，科学家们把幽默生动地比喻为"心理按摩"。

长寿贴士：幽默，让你长寿的法宝

　　我们讲了那么多幽默，那么对于我们老年人来说怎么样才能变得更加幽默呢？我们来谈几种幽默的方法来供老年朋友们学习：

　　1．对比法。通过对比可以揭示事物的不一致性，使用对比句是逗笑的极好方法。古罗马政治家西塞罗就常用这一方法，比如："先生们，我这个人什么都不缺，除了财富与美德。"

　　2．夸张法。运用丰富的想象，把话说得较为夸张，也能收到幽默效果。如：一位教授说："为了更确切地讲解青蛙的解剖，我给你们看两只解剖好的青蛙，请大家仔细观察。"学生则说："教授，这是两块三明治面包和一只鸡蛋。"教授显得很惊讶："我可以肯定，我已经吃过早餐了，但是那两只解剖好的青蛙呢？"

　　3．反复法。一段话中，通过反复申说同一语句，能够产生不协调气氛，从而获得幽默效果。比如牛群的一段著名相声中的"领导"和"冒号"。

　　4．啰嗦法。说话中采用画蛇添足式的方法，同样能引人发笑。《大话西游》中由罗家英扮演的唐僧将这一点讲得非常透彻。

　　5．倒置法。通过语言材料变通使用，把正常情况下的人物关系，本末、先后、尊卑关系等在一定条件下互换位置，从而产生强烈的幽默效果。如词语字的倒置，"我吃饭"说成"饭吃我"。

　　6．倒引法。即引用对方言论时，能以其人之语还治其人之身。如：

有一个老师见女学生吵闹不休，便说道："两个女人等于一千只鸭子。"不久，当这位老师的夫人来学校找他时，有一个女生就赶忙向老师报告说："先生，外面有五百只鸭子找您。"

7．转移法。也就是在特定条件下将一个表达方式的本义扭曲成另外的意义时，便会获得想要的幽默效果。如空中小姐用和谐悦耳的声音对旅客说道："把烟灭掉，把安全带系好。"所有的旅客都按照空中小姐的吩咐做了。过了5分钟后，空中小姐用比前次还优美的声音又说道："再把安全带系紧点吧，很不幸，我们飞机上忘了带食品。"

8．歇后语法。说话中采用歇后语，是很多人经常使用的一种表达技巧。通过巧妙的话语转折，从而达到幽默的效果。歇后语分为前后两部分，前面部分一出，造成悬念，后面部分翻转，产生突变，"紧张"从笑中得到宣泄。如："三九天穿裙子——美丽又冻（动）人。"

9．天真法。有一个故事是这样的：一位妇人抱着一个小孩走进银行。小孩手里拿着一块面包直伸过去送给出纳员吃，出纳员微笑着摇了摇头。"不要这样，乖乖，不要这样。"那个妇人对小孩子说，然后回过头来对出纳员说，"真对不起，请你原谅他。因为他刚刚去过动物园。"

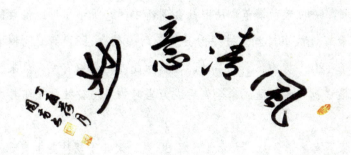

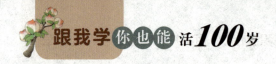

胡根法：103岁

——行善养生也有理，淡泊自然能开心

美国科学家研究发现，乐善好施的人活得更健康、更长寿。乐于助人者预期寿命显著延长，在男性中尤其如此。依据是：人们展现出慷慨大方是受到"脑垂体后叶激素"（亦称"催产素"）的影响。脑垂体后叶激素是一种神经传导素，一个人遇见令他感动的事或感到自己获得了别人的信任时，会自然而然地刺激这种激素产生作用。人际间许多互动是靠脑垂体后叶激素推动。实验显示，增加脑垂体后叶激素，可让人们的慷慨程度大幅提高。从免疫系统角度看，常常行善，有益于增强人体免疫力。

人之初，性本善。所以一些追求健康长寿的活动，都是以各种方式排出杂念，回到人的善性。而其外延的行为特征，是乐于助人，济弱扶贫，无私奉献，乐善好施，舍己为人。这也逐步成为我们追求长寿课题的一个新理念。

胡根法，是东阳市歌山镇西宅村有史以来第一位男性百岁老人，同时也是西宅村第一位劳动模范。从旧社会到新中国，见证了世纪沧桑的胡根法一生中最辉煌的事情就是被评为县级劳动模范。1951年，他种植的一株棉花结了120个棉桃，引起轰动。县里为此专门组织有关人员来西宅村参观，胡根法也因此顺理成章地先后成为当时的凤山公社和东阳县的劳动模范。

老人膝下有2子3女，大女儿已经80岁，大儿子胡仲尧也有66岁了。老人一家五代同堂，有多少人，他们自己都没有统计清楚过。

老人的大儿子胡仲尧说，种田一辈子的父亲，在60岁那年忽然转到行善上来。他每天背着锄头带着畚箕在村庄附近转，看到哪里路面不平，他就进行修补。他还把子女们给他的钱存起来用于造桥铺路。80岁那年，他出资三千多元，在村外的一条小溪上架了一座简易桥，后来又出钱对桥进行了加固。

平时有人上门募捐，老人总是有求必应。他的家人说，就连几十里外的南马镇那边造桥也会找到他，他不仅自己出资乐助，还带着来人在村里挨家挨户劝募。由于老人在村里口碑极好，村民们对他倡议的善事深信不疑。平时，老人只要看到有人乞讨，也不管是真是假，总要给个三元五元的。这一辈子到底捐出了多少钱，做了多少善事，老人不愿说，也不让家人说。他说："做善事是不能去记的，否则就不是善事了。"

老人的乐善好施正是我们佛经上讲的种善因，得善果。他几十年如一日，他其实就是我们心中的一尊佛。

近年来，有生物科学家、分子生物学家、脑神经学家，在解读大脑对抽象文化活动的生化过程时，透过核磁共振、功能性核磁共振、断层扫描等仪器。检测到大脑在这些文化刺激中建构的密码，从而解读大脑"动机—行为—满足"的物质反应系统。当乐善好施成为"动机"时，大脑就会启动这套反应系统，促使神经元、神经传导物质的分泌活动，激发动机、引导行为、追求满足。这就是脑科学家所说的脑内"奖励区域"的活动。大脑的反应灵敏，心里的满足反应，人的健康长寿，就由此而来。

长寿贴士：谈谈善心，长寿有路子

我们一直在谈有善心，那么什么是善心呢，这需要给老年人解释一下。

1. 善心的定义：形容善良的心态，助人为乐，关怀他人。善良的心，好心肠。

2. 善心的出处：语一出《荀子·乐论》："使其曲直、繁省、廉肉、节奏，足以感动人之善心。"二出《生经》卷四："其五百童，虽有善心，宿命福薄。"三出《云笈七签》卷九五："大王及诸羣臣八千余人，皆发善心。"

3．善心的内容：善心是善行的出发点，善行是善心的过程。只是有善心，从来没有去做过善行，那只是纸上谈兵，所讲的并不是真正的善心。善心和善行必须有机地结合起来。

4．善心和善行结合的重要性：善心是精神的，善行是实际的东西。二者相结合才能让我们更多地体会出真正的善心，才是一个善始善终的善良。

在老年人当中也是同样可以培养出善心来的，我们的善心可以从小事做起：

1．虽然年纪大了一些，但是简单的事情还是可以帮助别人的，不一定要让别人对你感谢，但是一定要让需要的人得到帮助。

2．对弱势群体，能够帮助的尽量帮助，不一定要回报什么，给别人幸福自己也会更快乐。

3．路上有人问路，积极地帮助别人，他不一定会记得你，但是你心里会有成就感，从而更加愉快，这正是老有所乐。

4．遇到一些急需帮助的人，尽量放开自己的利益，给予别人及时的帮助，事情不在大小，关键在于无私的奉献，这样对身心都有好处。

5．如果有些钱，不要让自己整天大鱼大肉，过于奢侈，可以捐助贫困学生，钱不在多少，功德无量。

6．可以做些公益事业，不一定非为图个名利，要为了自己的内心，诚恳地帮助别人。

当然在我们的生活中可以行的善心做的善事还有很多。刘备临终告诫他的儿子说"勿以恶小而为之，勿以善小而不为"。这个善虽然比现在的善的意义更广，但是其中也包含了善良的意思，所以我们老年人不论善事大小，只要去做就够了。

科学家张乃凤：*103*岁

——病由心生，轻松生活，积极养生

如果大家想长寿，那么就需要保持一种积极的心态。人的衰老是不可避免的，但衰老可以延缓。据统计，早谢世的人 80% 与心理不平衡有关；能活到 80 岁以上的老人，90% 是因为心理平衡。要保持心理平衡，要有所近，又要有所远。老有所学，老有所为，积极生活，这就是"有所近"；懂得事物发展规律，不为琐事、烦恼、困难所困扰，这就是"有所远"。"有所远"可被视作保持心理平衡的要诀。

发表在美国最新一期《内科学文献》上的荷兰精神健康学会研究人员的报告指出，根据 15 年的随访，在 64 ~ 84 岁的 545 名荷兰人中，心态最乐观的人因心血管疾病而死亡的概率比其他人低 50% 左右。此前的研究曾提出，心态乐观对人们的整个身体健康都有好处，并可以降低因各种原因而死亡的危险性。同时，积极的生活态度也被证实可以帮助那些因动脉窄小而引发心脏病的人恢复健康。

可见病由心生，我们在生活当中需要调节好心态，轻松生活才能获得长寿。尤其是老年人，更要注重这一点。我们如果能够轻松面对生活，那么即使年龄大了，仍然是可以保持，拥有健康的。拥有了健康的身体，那么我们的长寿就不再是梦想。

在生活中，我们需要用轻松积极的态度来面对挫折，这样我们就能像科学家张乃凤老人一样长命百岁。

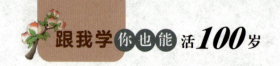

张乃凤，著名土壤肥料学家，致力于化学肥料试验研究工作六十余年，为我国化学肥料的使用、推广和科学研究做出了重大贡献。他主持和参加的研究课题及其成果，多次获国家和部、省级奖励。

张先生平易近人，胸怀广阔，性格开朗，不图名利，思想进步，与时俱进。他一贯拥护中国共产党，尤其对我国改革开放以来取得的伟大成就，深感欣慰。他谆谆告诫年轻人要为中华民族屹立于世界民族之林而奋发图强，努力工作。百岁之年，张先生思维敏捷，不减当年，胃口好，睡觉香，生活有规律，走路从不用拐杖，以健康的身体给中青年科技工作者做出了榜样。他积极参加支部活动和各种社会活动，畅所欲言，以身作则，为我国西部开发献计献策，还曾亲自写下数千字的意见和建议。

正是老人积极的心态，平淡的生活，不追名逐利，才使得他能在 100 岁的时候继续发挥自己的光和热。没有积极的心态，特别容易引起人体的衰老，这样的人寿命相对就短。要采取积极的生活方式，首先要有自己不老的自我感觉，有了这种自我，才能以积极的态度投入生活。想有积极的生活首先要坚持再学习，这样能锻炼思维能力，防止大脑老化。老年人进行再学习，不仅能改善心理活动，甚至可以改善视觉和听觉。根据老年人的身体状况，可以参加一些社会活动，如检查卫生、维持交通秩序等。有经验的老工人，可以继续拿起自己曾经的技术为社会服务，老知识分子可著书立说等。如能积极地投入生活，一定能身心强健，延年益寿。

长寿贴士：情志养生法，长命百岁

传统医学所称的"情志"，指人对外界客观事物刺激的情绪反应。中医将其概括为七情。对于老年人来讲，通过对外界客观环境或事物情绪反应的自我调节，可以转变自己错误的思维方式，将心情调节到最佳状态。老年人应当要注意以下几点：

1. 戒骄戒躁。要注意避免骄躁情绪，保持心态平和 。现代医学认为抱负过高，固执，好争辩，急躁，紧张，大声说话，匆匆忙忙，好冲动，富含敌意，具有攻击性的人，其心脑血管疾病的患病率明显高于性格平和者。必须透彻地认识自己，做一个现实主义者，克服骄躁情绪，顺应自然环境，保持心态平和。相信随着年龄的增长，很多老年人这一点做得还是非常好的。

2. 善调情绪。善于化解不良情绪，使心情处于最佳状态。对外界事物发出相应的情绪反应是心理健康的标志之一。人们的思维方式对情绪反应有着重要的影响。面对相同的事件，不同的认知方式就会推导出不同的结论。美国作家卡耐基说："思想的运用和思想的本身，就能把地狱造成天堂，把天堂造成地狱。"一位老太太有两个儿子，大儿子晒盐，小儿子卖伞。老太太阴天担心大儿子，晴天担心小儿子，所以经常生病。一位心理医生对老太太说："您真是有福气，晴天大儿子赚钱，雨天小儿子赚钱，天天有钱赚。"老太太一想很有道理，便高兴起来了，病也不见了。一旦我们用积极的心态看待问题，就能消除许多不必要的烦恼。老年人要多加理智的思考，不要有过多的担忧。

3. 免生三气。日常生活中要避免生闲气、怨气和闷气。 闲气，就是为日常生活中鸡毛蒜皮的琐事生气。街坊邻里，家长里短，这些都是我们所说的没有必要生的闲气。第二是免生怨气。如果一个人总是将自己与在某方面比自己强的人进行比较，就难免要产生怨气。第三是免生闷气。俗话说，说出口的话是药，闷在心的事是病。三气之中闷气对健康影响最大，特别是较长时间地生闷气，常会引起疾病，特别是老年人最常见的心脏病和肿瘤。

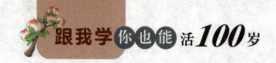

社会学家雷洁琼：101岁

——不练"功"，没补药，心态好让她活百岁

心态好是长寿的最主要的因素之一。一个人乐观、心理平衡、情绪愉快，则免疫系统功能好，抵抗力增强，不易生病。多数癌症都是由于长期抑郁、免疫系统功能下降所致。许多人认为"脾气好"的人一定是性格好、心态好，但这是两码事。有的人脾气很好，但只是不对外发泄，其实有火不肯发，自身常常郁闷在心，这样恰恰是心态不好的表现。

老年人应当多加培养自己的良好心态，让自己可以在日常的生活当中少一点不良情绪的出现，多一点幸福感。良好的心态也会使得我们的生命更加轻松快乐。

雷洁琼，女，广东台山人，北京大学教授，著名的社会学家、法学家、教育家，杰出的社会活动家，中国民主促进会的创始人之一和卓越领导人，中国共产党的亲密朋友，中国人民政治协商会议第六届全国委员会副主席，第七届、八届全国人民代表大会常务委员会副委员长，中国民主促进会第七届、八届、九届中央委员会主席，第十届、十一届名誉主席。她一生崇尚教育事业，一直以身为教师而自豪。自20世纪30年代初学成归国始，她以社会学与社会工作为自己专业，在中国教育领域辛勤耕耘长达七十余年，可说是硕果累累。也正是她对生活淡淡的追求，才使得她能有百岁之寿。

雷洁琼出生于广州。祖父雷嵩学早年因家境贫寒去美国打工，多年后转为经商。父亲雷子昌留在国内读书并考取了清朝举人，后任律师兼报社编辑；因受到维新改良主义的影响，思想开明。所以，雷洁琼从小就有大量阅读书籍的习惯。1913 年，她考入广东省立女子师范学校小学部，一直读到该校师范预科。五四运动时期，曾任该校学生联合会的宣传部长参加学运，走上街头。后在广州圣希理达教会学校学习英语。1924 年，雷洁琼赴美国求学。先在加州大学修化学工程，后转斯坦福大学选修远东问题方面的课。

新中国成立后，雷洁琼先后担任过政务院文教委员会委员，国务院专家局副局长、北京市副市长、全国妇联副主席、全国政协副主席、第七届和第八届全国人大常委会副委员长等职务。但她经常跟人提起，在众多的职务中，她最喜欢的，还是做一个普通的教书匠。1982 年，北京大学成立了社会学系，雷洁琼兼任教授和博士生导师。虽然身居高位，但每逢给学生上课，她都会早早做好讲义，认真讲课，几十年的时间，雷洁琼的学生们也都已经是垂暮之年，但是每每说起恩师雷先生，他们的印象依然深刻。她的良好心态感染着她的学生，也正因为如此她不但获得了荣誉还获得了长寿。

1985 ~ 1993 年，雷洁琼出任香港基本法起草委员会委员和澳门基本法起草委员会副主任，她为两个基本法的起草工作殚精竭虑。尽管年事已高，仍然多次亲赴港澳，广泛听取各方意见，进行民主协商。她还参加了香港特别行政区区旗、区徽评选工作。在 1997 年那个永载史册的日子，雷洁琼有幸作为中国代表团的一员，以 92 岁高龄飞抵香港，出席政权交接仪式。

雷洁琼一生可谓是充满了传奇色彩，正是因为她有一个良好的心态，不管是喜是悲，是困难是喜事都能够泰然处之。

没有争斗，没有怨言，没有过于喜悦，也没有过于悲伤，正是良好的心态成就了百岁老人的梦想。

长寿贴士：良好心态是长寿的秘方

具有什么样的心态才能够让老年人健康长寿呢？

1. 淡泊的心态

人生贵在淡泊，淡泊是人生的一种坦然，是对生命的一种珍惜。淡泊可以放飞心灵，淡泊可以还原人的本性。淡泊是一种修养、一种气质、一种境界，更是一种养生的妙方。梁漱溟先生一生坎坷，经历过大起大落的磨难，经历过被曲解和误会的痛苦，然而，他却活到95岁高龄，甚至被誉为"超标准的健康老人"，其中的奥秘便是淡泊无我。梁老先生常说，"清贵淡，气贵和。惟淡惟和，心胸豁达，从容处世，无物不长。"就是说淡泊对老年人异常重要。

2. 从容的心态

纵观古今的中外长寿老人，都是性格开朗、乐观豁达的人，世界卫生组织公布的"健康老人十条标准"中的第一条就是"有充沛的精力，能够从容不迫地担负日常繁重工作"。百岁寿星几乎个个都是心态平和者，凡事顺其自然，遇到问题不背思想包袱，有了矛盾也不受任何心理压力的干扰，情感始终专一，精力始终旺盛。

3. 乐观的心态

人们常说，想得开，才能吃得好，睡得香，生活更加充实和愉快。所谓想得开，是指人的心理健康、情绪乐观，并能从烦恼中解脱出来，使自己拥有一份良好的心情。乐观开朗会给人的精神和躯体带来双重的调节作用，有利于调节脑细胞的功能，改善血液循环，增强免疫力，促进身体健康，达到长寿的目的。

4. 仁厚的心态

心理学家和医学家研究证明，一个人长存仁爱之心，胸怀坦荡，与人为善，就能够兴奋人体免疫功能，促进机体分泌有益健康的酶、激素和进行优质的神经传递，使人体各组织器官的功能调整到最佳状态，有效地抵制各种致病因素，进而促进健康，延缓衰老。

喜欢体育运动
最爱排球、篮球等运动

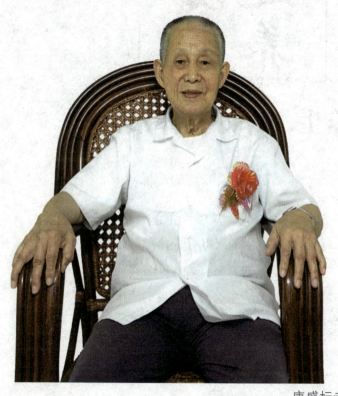

唐盛标老人

　　唐盛标，男，祖籍宁波，出生于 1922 年 12 月，已 102 岁高龄。唐老离休于上海行知中学，从事政治教育工作，在青年时就喜欢体育运动，最爱排球、篮球等运动，到乐园后坚持每天慢跑锻炼。现在虽已百岁高龄，他身体硬朗，在乐园安度晚年。

第四章

运动养生
YUNDONGYANGSHENG

运动养生，练好身体活百年

几人们都说"生命在于运动"，没听说哪个人整天病恹恹的还能活到 100 岁的。能活到 100 岁的大部分身体都是非常好，很多人一直都在运动或者说是一直都在坚持着各种各样的运动。而且运动对于我们来说有许多好处，不仅增强了我们的体质，还能让我们的思维更加敏捷，工作更加有效率，延长我们的寿命。

李自学：*102*岁

——散步变运动，走得其法得健康

美国科学家认为，牺牲生活在树上的传统能力，换来适合走路的一些特质，推动了现代人体形的塑造过程。散步能锻炼心肺功能，增强肌肉力量，持续有效的散步还能起到消耗能量、减少脂肪的作用。日本千叶大学医学院专家研究发现，散步还能使骨骼"年轻"。

德国运动医学博士艾恩斯特·范·阿肯长期从事运动与癌症研究，他曾对454名男性散步者，与同样人数及条件大体相同而不进行散步的人做对照，进行为期8年的追踪观察。结果显示：经常散步组有3人（0.66％）患癌症，其中1人患脑瘤死亡；不散步组有29人（6.4％）患癌症，其中有17人因癌症死亡。由此，阿肯博士指出，散步能防癌。

我们的李自学老人就喜欢散步，当他已经一百多岁的时候还在坚持着散步的习惯，不得不令人钦佩。

一百多岁的李自学老人，经常去散步，有人找她都很难找到。家人说老人就喜欢出去散步，一天三四趟，天天不间断。

早晨5时30分，在附近的公园里，晨练的人们时常会看见一位清瘦的老人在散步。每当这个时候就会有很多人去关注她，常到这里的人都知道这是一位102岁的老人。步履不像年轻人那么矫健，但是能够看出身体还是可以的。她走的时间非常久，并且早饭之后她又会准时出来溜达。

李自学每天早晨5点钟起床，然后就必须得出去活动活动。这么大岁数了她也不做什么剧烈的运动，就是散步。别看她年纪大了，看上去一点不像一百多岁的。当然她还是比较注重保护自己的，尤其是冬天，总要穿得厚厚的，不让自己受一点风寒。在跟晚辈聊天的时候经常讲自己散步时遇到的一些事情，津津乐道。这个散步不仅是她锻炼的一个方法，更是她每天去外面了解各种各样人的一个窗口。许多经常出来锻炼的人都跟老人家很熟悉了，他们有时候会一起边聊边散步。

"她不挑食，想吃什么她会和我们说。看她吃得高兴，我们做儿女的就满足了。"儿女们很高兴地说。她每天5时起床，7时吃早饭，出去简单转转，然后在8时30分睡上一个"回笼觉"。13时30分还要睡个午觉。走得多看得多，也培养了张老豁达开朗、善与人沟通的性格。李自学老人说："自己长寿没有什么特殊方法，就是喜欢散散步，这些对于延长寿命应该都是有益的！"

不做剧烈运动，让散步成为日常生活中的习惯，这就是李自学老人的长寿秘诀，正是这项简单的运动让她在百岁之路上越走越长。也正是这最最简单的运动对于长寿才是最有效的。一项最新研究结果表明，每天坚持步行30分钟左右的人，不管其体内脂肪含量有多高，他们的长寿概率是那些每天步行少于30分钟的人的4倍。老年人午饭后不妨走路散散步，以达到健康长寿的效果。

"饭后百步走，活到九十九。"这句俗语生动、形象地说明了散步与长寿的关系。人体尤其是老年人体内肌肉需要不断供应养料和氧气，如果不进行锻炼，会使肌肉缺氧，导致肌肉酸困无力，精神不振，这是影响老年人长寿的大敌。肥胖症、动脉硬化、高血压、冠心病、糖尿病、结石症等，都与运动不足有关。所以摆在我们面前的散步对老年人的长寿就显得更加的重要了。

长寿贴士：散步中获得长寿

老年人应当坚持散步的习惯。研究表明，散步可以让人们远离癌症：

1. 散步能使人吸入比平常多几倍至几十倍的氧。散步时吸入的氧比坐着时多8～12倍。一个人每天若多获得8倍的氧供给，可以预防癌症，即使患了癌症也能延缓人的生命过程。

2. 散步可以消耗体内多余的脂肪，促进体内贮存的蛋白质转化为糖皮质激素。这类激素具有防癌作用。

3. 散步能使血液循环加快，使血液得到"净化"。运动时排汗，可以排出体内致癌物质，如亚硝酸、丙酮、铝等，从而起到防癌作用。

4. 散步能增强体质，提高免疫力，使血液中的白细胞、巨噬细胞、淋巴细胞等明显增加，而它们能利用吞噬作用，使人体内可能有的癌细胞难逃被吞噬的命运。

5. 散步使体内物质代谢增强，促进消化系统功能，改善食欲，避免或减少胃癌和肠癌的发生。

6. 散步可促进内啡肽水平增高，使内分泌系统发生一系列良性变化，这也是抗癌的有利因素。

7. 散步能改善人的情绪，消除忧郁和烦恼，从而减少癌症的诱发因素。

8. 散步能锻炼人的意志，提高战胜癌症的信心和毅力。

此外，老年人散步时要注意几点。

1. 心脏不好傍晚散步：日本的体育生理学家提出，清晨运动会对心脏造成不少的压力，因为清早心脏通常未能完全适应运动。对于老年人来说，尤其身体不是特别好的，散步也同样会激发人体内分泌大量激素，使心跳速度加快。

清晨散步时，人的肾上腺素的分泌量比在午后或傍晚时高出2～4倍之多。专家认为，早晨运动可能会引起血液凝结并且促进心力衰竭，而晚上散步可减少血液凝结的趋势，并且阻止心力衰竭。

2.姿势不正确伤身：散步虽然动作简单，但如果姿势不正确，不仅达不到理想的健身效果，还有可能给身体带来损害。

正确的姿势应当是：抬头挺胸，两眼平视前方，腹部稍内收，臀部肌肉保持紧张，双腿交替前摆，自然放松，两臂协调摆动，并配合有节奏的呼吸。以脚跟先着地，然后迅速过渡到全脚掌着地。不能全脚掌着地跑步，长此以往易引发胫骨骨膜炎。

此外，散步时自然摆臂很重要。正确的摆臂姿势可以起到维持身体平衡、协调步伐的作用。摆臂时肩部要放松，两臂各弯曲约成90°，两手半握拳，自然摆动，前摆时稍向内，后摆时稍向外。

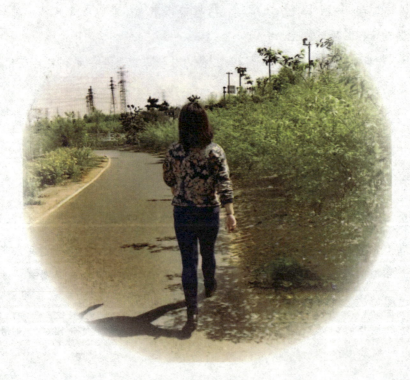

董在水：104岁

——日常劳动不间断，开放心态活百岁

即所谓"动则不衰，用则不退"。体力劳动有运动形体、流畅气血、活动盘骨、调剂精神的作用。现代医学证明，随着年龄的增长，每个人的器官、组织都会发生老化，但老化的速度、程度与每个人"动"和"用"的情况有关。说明人体需要多去劳动，在劳动中可以寻找到身体的适应点。

在人类的发展史上，劳动与人们的生存息息相关，是我们人类赖以生存的先决条件。劳动，促进了大脑的发育，增加了人类对大自然的认识，增加了智慧，增强了体质，延长了寿命。现在，劳动仍然是我们的第一要务，是我们生存和发展的手段，也是肉体和精神快乐的根本源泉。当然，劳动对老年人来讲也是一项非常重要的生活内容。

董在水老人就是用他自己的劳动换来了虽然一百多岁但是依然良好的身体。

董在水老人共有1子3女，最大的儿子已经82岁，家中已是五世同堂。61岁的董春云是老人的孙女，嫁在了本村，老人从1989年起就住在她家。董春云告诉记者，老人非常勤快，经常打扫院子、街道、擦地板。农忙季节还帮着剥玉米、摘花生、刮芋头皮等。"爷爷早饭后会主动要求给他点活干，说闲着难受。"董春云说，照顾董在水老人非常简单，他爱吃面条，平常粗茶淡饭，从不挑食。老人还喜欢抽烟喝酒，每天晚上都要喝二两白酒，晚8点左右入睡，第二天早晨五六点钟起床，生活非常有规律。

老人98岁时还能挑近百斤重的担子，99岁还下地割麦子，100岁那

年仍上山干活,一百多岁了还能很轻松地抱起两三岁的孩子。2005年10月14日上午9点多钟,我去看望老人,老人正在厨房里刮芋头,已经刮了满满一盆了。近几年,我每次去探望老人,常常遇见他在家干擦地板之类的家务活。老人年轻时当过民兵,还认识一些字。有一年老人节,市长去看望他,给他送去长寿补贴金,他指着红纸袋上的金色大字说:"这几个字我认识:长、寿、金。"

董在水出生于一个普通农民家庭,继承了父辈勤劳吃苦的优良传统。成婚后,为了给孩子们创造一个好的生活条件,他早出晚归,省吃俭用,用辛苦多年攒下的钱换来几亩农田,像侍候自己的孩子一样照顾田地里的庄稼。在他看来,动荡的年代里,黄金和钱币会贬值,但土地的价值是不会变的,土地就是财富,有了农田才会有吃的。解放战争时,董在水当过民兵,作为"民夫"支援前线。新中国成立后,董在水被选为村里的生产队队长,带领大伙上山干活。他话不多,任劳任怨,有什么脏活、累活,总是第一个干在前面,"身为队长,当然得以身作则。"他的勤劳实在赢得了大伙的尊重。

上了年纪后,家人都认为董在水操劳了一辈子,应该坐享清福。两个远在甘肃的女儿将他请过去,想好好孝顺他,但过了不长时间,他就吵着要回来,"在那儿每天都憋在楼房里,没事可做,闷得慌。"回到老家后,闲不住的他总会找活干,扫院子、擦地。每次董春云劝阻时,他都会生气地说:"看不起我,是不?我还没老呢,这些都不算活。"

农忙时,董在水就主动到地里帮忙。九十七八岁时他还能挑上近百斤重的担子。2003年麦收时,看着孙女一家披星戴月地忙着,平时只在家做些家务活的董在水坚持下地。拗不过他,孙女婿董文伟一个劲地叮嘱:"天热,慢点干,注意身体。"没想到,割起麦子来,他丝毫不逊于年轻人。村里人竖着指头一个劲地夸道:"你这身子是什么做的,怎么这么结实?!"

人们确实需要劳动，只有劳动才能让机体得到有效的利用，用进废退，生命中不能没有劳动的存在，劳逸结合才是最佳的生存方式，只有将劳动和休息有机地结合才能更加长寿。

长寿贴士：生命在于劳动，劳动创造长寿

我们现在讲劳动创造长寿，但是我们的劳动是要讲科学的，老年人在劳动中我们有几点要多加注意：

1. 坚持劳动，形成习惯。长寿老人的一条基本经验就是天天坚持参加一定量的体力劳动，认为劳动是"补药"。许多百岁老人，无论是住在农村还是城市，他们都积极参加不同形式、不同种类的劳动，或参加生产，或做家务，而且都从不间断，日久天长，养成了劳动习惯，劳动就成了养生长寿的要素。

2. 情绪安定，精神愉快。老年人的劳动是以舒筋展骨、保健养生为目的，应在心情舒畅的情况下进行。如果在心情郁闷、情绪不宁、意志消沉、心中忧愁、发怒之后、心烦意乱等情况下劳动，就容易疲劳，并且带来不良的后果。所以，勉强劳动，达不到劳动养生的效果。

3. 量力而行，适可而止。老年人劳动量宜小不宜大，劳动时间宜短不宜长，力所能及而为之。力量不行而勉强用力会受损伤。劳动过度可以致病，这是因为精气过于耗损的关系。不论是体力劳动或脑力劳动，时间久了都会引起身体不适，甚至导致疾病。

4. 劳逸结合，有劳有逸。劳动是科学养生的一个重要条件，但老年人劳动可能引起疲劳，引起不良反应。因此，养生学家主张"劳逸结合，有劳有逸"。劳动和休息要得当，不能久劳不休，或久休不劳。

5. 当外界环境条件恶劣时，不要劳动。如遇风、雷、雨、雹、雪等恶劣天气，就不要去户外劳动，可改在室内做一些家务劳动。

6．要避免过多的日晒风吹、冷暖失调。老年人劳动时要勤于添减衣裳，着衣宽松舒适，该温暖时要温暖，该凉爽时要凉爽，保护体力，避免大汗淋漓，受凉感冒。

7．要讲究劳动环境卫生。卫生条件不良的地方，少去为宜。

8．要做好充分的劳动准备。比如安全防护措施、饮水等，有高血压、心脏病等慢性病的老年人还要带上药。劳动准备不完善时，不仓促去劳动。

9．有感冒等病症时，不勉强劳动。

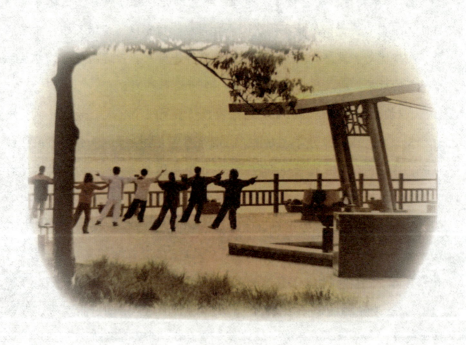

杨金婷：*101*岁

——多运动，能顶过大鱼大肉

运动可以增强生命细胞的活力，促进健康，延缓衰老。每个人适合进行哪种运动，运动量多大，持续时间多长，由于个体的差异而有所不同。应当根据每个人的性别、年龄、高矮、胖瘦、营养状况、身体素质、所患疾病遗传因素及环境气候等来制订适合个人特点的运动锻炼项目。两千多年前，希腊哲学家亚里士多德在山崖上刻下"你想健康吗？运动吧！你想聪明吗？运动吧！"三百多年前，法国思想家伏尔泰提出"生命在于运动"的口号，吹响"生命运动"的号角。

中医将精、气、神称为"三宝"，与人体生命息息相关。运动紧紧抓住了这3个环节，调意识以养神；以意领气，调呼吸以练气，以气行推动血运，周流全身；以气导形，通过形体、筋骨关节的运动，使周身经脉畅通，营养整个机体。能够有效地运动，则形神兼备，百脉流畅，内外相和，脏腑谐调，机体达到"阴平阳秘"的状态，从而增进机体健康，以保持旺盛的生命力。

下面我们看看杨金婷老人是怎样通过运动来养生的。

杨金婷生在农村、长在农村，一生贫穷，没有享受过好的物质生活，但却活过了百岁，而且身体各方面都很健康，现在是乡里惟一的百岁老寿星。去年，百岁寿庆时，村里人都围着她，让她讲讲养生经。她笑眯眯地说："我哪有什么养生经啊，我也不识字，不懂科学养生，也没有大鱼大肉营养补品，无非是多活动多运动。"

年轻时，杨金婷总是天不亮就起床劳动，养活一家老小。因为劳动锻炼的人就显得力壮气足，富有阳刚之气，免疫功能就强，能抵御外邪（中医特指风、寒、暑、湿、燥、火和疫疬之气等从外侵入人体的致病因素）侵袭人体，这样就很少生病。偶尔感冒，也能通过劳动出汗帮助人体解表发汗（中医用发汗的方法来解决表证），促使感冒早日痊愈。

杨金婷手脚从没闲住过，每年冬天纺线织布，穿针引线，为一家的衣着忙碌着。据专家说，做事的人总是手脚不停，这就有意识地锻炼了身体，增强了体质，当人体新陈代谢旺盛时，脏腑也得到充分的营养，肾气也随之旺盛。经常劳动的人能促使脏腑精气上注，使双耳双目微循环增强，从而延缓听力和视力的衰老。

现在老人年岁已高，虽然不能下地劳动了，但她从没停止过运动。每天早上起床，在屋里踱着小步甩着胳膊，用她自己独特的锻炼方式运动着。实践证明，运动对老年人养生有很大好处，运动是最好的延年益寿、养生保健的良方妙药。

正是杨金婷老人几十年如一日的在运动着，从未间断，才能在一百多岁仍有健康的身体。也许我们平时不一定有跟她一样的运动，但是不管你是劳动还是通过其他的比如太极拳、太极剑、五禽戏等运动方式，只要去坚持，运动一定会给你带来许多意想不到的效果。

长寿贴士：运动带来长寿

运动在我们的生活中有着举足轻重的地位，而科学地运动更是显得尤为重要。那么怎样进行科学合理的运动呢。

1. 运动的渐进性。首先进行运动量小动作简单的运动，循序渐进，然后进行运动量较大、动作复杂的锻炼，使机体的适应能力逐渐提高，使肌肉活动和内脏器官活动很好地协调起来，不可急于求成。

2．运动的均衡性。适宜的运动项目应使全身各部分肌肉、关节、四肢、内脏（心、肺、脑等）都能得到锻炼。

3．运动的对称性。运动中应兼顾左右手足、胸腹与背、两耳、两眼、上下牙齿的对称运动。

4．运动的交替性。如伸与屈，旋与转，按与摩，捏与推，散步与跑步，游泳与骑自行车等可以交替进行。最好是做到内功与外功交替进行，动静结合。

5．运动的季节性。根据冬夏气候变化选择适合的季节性运动项目，如夏天游泳，冬季滑雪与登山。

6．运动的趣味性。可以根据个人的特点和爱好，选择郊游、钓鱼、养花、绘画、书法、骑自行车、下棋、跳交谊舞等。

7．运动的持久性。体育锻炼一定要持之以恒，坚持到底。倘若三天打鱼，两天晒网，是收不到预期的效果的；如果半途而废，也必将前功尽弃。

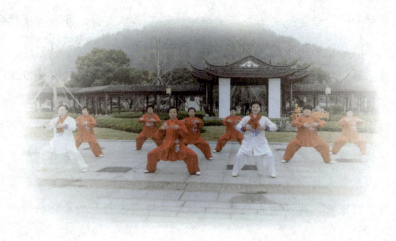

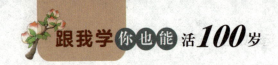

亚运火炬手邝永绍：*100*岁

——60年晨练如一日，好身体才能活百年

成为一名亚运火炬手几乎是每一个人的心愿，大家都愿意在这种盛大的场合做出自己的贡献，同时也在这历史性的一刻留下自己的身影。要成为一名亚运火炬手，首先需要的当然是强健的体魄，在那些传递火炬的身影中，我们看到的大多数是年轻力壮的人，而很少看到白发苍苍的老人。然而在第16届广州亚运会上，我们却看到一位年逾百岁的老人，举着火炬奔跑在传递的道路上，他就是邝永绍老人。

邝永绍老人是16届亚运会火炬手中最年长的一位，已达100岁高龄。他来自佛山市三水区白坭镇。据悉，邝永绍不但成为了广州亚运会年龄最大的火炬手，而且还一举突破了亚运历史上年龄最大的火炬手纪录。而这位百岁老人能被幸运地选为亚运火炬手，除了各方支持之外，与他健硕的身体素质也是分不开的。

据了解，在选拔火炬手时，作为第16届亚运会赞助商的健力宝获悉本区将获得5个火炬手名额，经过三水区民政局的帮助，健力宝的工作人员见到了已经100岁的邝永绍老人。在交谈中，他们发现老人虽然年事已高，但精神矍铄，讲起话来更是底气十足，思维活跃。虽然有些耳背，但借助助听器与人交流完全无碍，因此完全可以胜任火炬手的重任。最终工作人员表明来意，邀请老人代表三水区的长寿老人们参加亚运会的火炬传递活动。

能当一名亚运火炬手，这让老人十分开心。他不由讲到自己的梦想。

原来早在 1990 年的北京亚运会时，他就坐在收音机前收听亚运会，梦想着能够加入亚运会之中，哪怕做一个角落里的志愿者。如今，亚运会开到了家门口，老人更是想亲眼看一看亚运会。他说："如果有得参加（火炬传递），不要说是十分，我是十二分地开心。可以参加亚运会，这个是我的荣幸。毕竟亚运会不是那么容易就参加得了的。"

最终，亚运火炬运行团队经过严格的审核，同意让邝永绍老人出任火炬手。考虑到邝永绍的年龄，因此安排他就近参加佛山站的火炬传递。而且老人的两个儿子也经过特批，将作为护跑手陪同老人参与传递。

在得知自己成为亚运火炬手后，老人说，这是一辈子的大事，会努力跑好。面对外界担心他的身体状况是否能够胜任火炬手的质疑，老人乐呵呵地表示，"跑 100 米是小 case 啦！"

邝永绍老人之所以有这样好的身体素质，与他平日里坚持晨练有着密不可分的关系。从中年起，邝永绍老人就坚持每天早晨起来锻炼身体，哪怕天气恶劣，他也会在家里活动活动身子。到今天，邝永绍老人已经坚持晨练长达 60 年之久。正是有了这样的毅力，才使得邝永绍老人有了如此长寿之福，以及成为最年长亚运火炬手的殊荣。

晨练对于老年人来说有着非同小可的意义。早上的空气清新，且经过了一晚的熟睡之后，老人变得有些僵硬的关节需要有一个活动的过程，方能很好地迎接一整天的坐、立、行、走。每天早上到附近的公园进行一番晨练，对于老人来说不仅能舒展筋骨，还能放松情绪。有些抽烟的老人，习惯早上起床后坐着抽烟，相对于晨练来说，这就使健康大打折扣了。

长寿贴士：老人慢跑的注意事项

慢跑，可以说是最容易进行而且效果相当不错的运动之一，对于保持中老年人良好的心脏功能，防止肺组织弹性衰退，预防肌肉萎缩，防治冠心病、高血压、动脉硬化等，具有积极的作用。但是，如果跑的方法不当，也可能会有意外危险，因此老年人慢跑，一定要注意以下几点：

1. 跑前检查身体。想要长期进行慢跑的老年人，最好先到医院检查一下自己的身体，看看自己是否适合跑步。医生认可后，则可积极参加，并长期坚持下去。

2. 跑的距离、速度和心率要适当。体弱的老年人要先进行短距离慢跑，从50米开始，逐渐增至100米、200米，以至更长距离，速度一般为30～40秒跑100米（运动量与快走相似）。如果老年人体力稍好，则可以适当跑得长些，从300米或500米开始，然后根据体力逐渐增加，直到3000米至5000米。心肺功能稍差的老年人，建议走、跑交替，一般是慢跑30秒，步行60秒。这样反复进行20次约30分钟。另外，每个人的具体情况不同，不能仅以速度作为惟一标准，还要把握合适的慢跑心率。简单的测算心率方法是，用170减去自己的年龄，得出的就是"最高心率"。也就是说，老人跑完后，测出的脉搏应低于最高心率。

3. 跑时呼吸要自然均匀。慢跑时呼吸要顺畅自如，深长而不憋气。通常比较理想的状态是呼吸与跑的步子节奏协调，若出现上气不接下气，说明跑速过快身体不适应，应减速调整呼吸。跑的步子宜小，不要足跟先着地。尽量要有弹性和轻松些；鞋内要有海绵垫；跑前应活动膝、踝关节，跑后注意勿受凉，避免在穿堂风处休息。

4. 注意不良反应。跑步中出现胸痛、心悸、头昏眼花等不适感时，应立即停止跑步，就地休息，以防意外，并请医生检查。

刘子荣：*102*岁

——舍近求远去买菜，身边做起小运动

很多老年人缺乏运动，真正能坚持运动又是一件不容易的事情，于是干脆就放弃了运动，改为"静养"。其实，并非只有专门找时间、找场地才能进行运动，平时在生活中，就能够边做一些小事边进行锻炼。比如刘子荣老人，他就是利用买菜的时间做运动的。他的秘诀是——舍近求远，专门到远的地方去买菜。

刘子荣老人一直随着女儿刘长玉一起生活，住在江北区花卉园西三路60号。老人身体很好，除了不久前做了白内障手术外，身体几乎没什么大碍。每天早上，刘爷爷起床最早，给全家准备早餐——用豆浆机煮好豆浆，把冷馒头或包子蒸热，再煮几个鸡蛋。

吃完早餐后，大概8点左右，老人就下楼买菜。买菜是他一天的主要工作，除了天气异常，几乎没有间断过。刘老一家住在8楼，且没有电梯，上下楼全靠步行。除了上下楼锻炼之外，刘老还觉得不够。他家楼下明明就有一个菜市场，但刘老却坚持到距离1公里远的龙溪菜市场买菜，中途还要穿越一个地下通道。刘老乐呵呵地讲解自己这样做的理由：既能锻炼身体，又能货比三家，买到最便宜的青菜。长此以往，买菜成了刘老的最大乐趣，家里人说，刘老每天都要在菜市场附近"周旋"近2个小时。

买菜回家之后，如果是夏天，刘老就会先洗个澡，洗掉身上的汗

117

味。然后就开始择菜、洗菜。刘老总是高兴地解释，自己这样做了，孩子回来做饭就省事多了。另外，择菜、洗菜还可以锻炼自己手指的灵活度，一定程度上可以预防老年痴呆。有这样一个通情达理且懂得体贴家人的父亲，刘老的女儿自然十分高兴，她提起父亲也总是美滋滋地说，父亲步入老年之后，不但没有给家里增添丝毫负担，还给家里帮了不少忙。

家里人还提到，刘老的作息时间很有规律，他每天早上6点多就起床，中午午休一个半小时，晚上8点左右准时上床睡觉。在饮食方面，刘老虽然牙齿掉光了，但却从来不用牙套，而是选择比较软的、好嚼的食物吃，且从来不挑食。

他喜欢看三国，尤其喜欢里面的孔明，因为他与同样有才的周瑜相比，尤其能忍让、忍耐。也正是如此，孔明最能服人。刘老说，"忍"是自己长寿的秘诀之一。同时，刘老也教育自己的孩子凡事要忍耐。他的女婿张立国介绍说，老人的心态很平和，从来不与人争执，也很少乱发脾气，让晚辈们十分佩服。

刘子荣老人的生活方式很健康。坚持上下楼步行买菜，是一种坚持锻炼身体的方式，一方面可以舒展筋骨、锻炼四肢的灵活度；另一方面还可以提高身体的抵抗力，减少疾病的侵入，"生命在于运动"。有规律的作息时间，如早起早睡、加上午休等习惯，都对大脑神经、心血管的调节很有帮助，还有利于体内毒素的排解。另外，刘爷爷良好的心态是保持身心愉悦的重要因素。心态平和、情绪波动不过于激烈，对心脏、大脑等器官刺激性就会小很多。

长寿贴士：多走路，各个部位都能得到锻炼

很多老年人以为健步行走就是一个简单的下肢运动，但其实远远不止。目前已有许多研究证实，规律健走可有效锻炼身体的各个部位。首先，头脑可以得到锻炼，走路可以促使脑部释放内啡肽，使心情愉悦；其次能够增加肺部活量，降低嗜烟者对抽烟的渴望；另外还可以锻炼背部，能加强背肌力量，并且对背部伤害较小；最后当然还有腿脚，健走相当于对骨骼进行力量训练，能明显增强腿脚骨骼和肌肉力量。

据《新英格兰医学期刊》的最新报道，1 周步行 3 小时以上，可以降低 35% ~ 40% 的罹患心血管疾病的风险。美国《自然》杂志的最新报道称，60 岁以上的人，一周 3 天，每次步行 45 分钟以上，可以预防老年痴呆。1 周步行 7 小时以上，可以降低 20% 的乳腺癌罹患率，对糖尿病有 50% 的疗效。

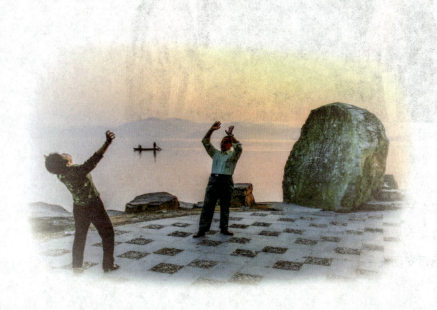

兴趣广泛
看书、写文章等

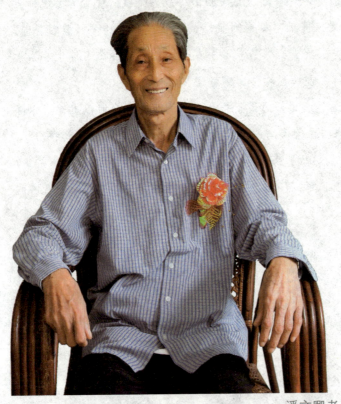

潘文卿老人

潘文卿老人，出生于1924年，今年整好100岁。潘老退休前在宁波工商联工作。他兴趣广泛，看书、写文章等。他每天喜欢在房间看电视，在护工陪伴下会去中庭花园散步。目前在乐园安度晚年。

第五章

培养兴趣

PEIYANGXINGQU

培养兴趣，长寿需要老来乐

　　变老是每个人都会经历的自然规律，是不可避免的。然而，有些老人却能够做到"人老心不老"，就算到了花甲、古稀甚至年近百岁，依然能够保持健康和活力。是什么使这些百岁老人比其他人更加健康、长寿、活跃呢？很多研究都指出，培养适当的兴趣，对于老年人有着不可忽视的意义。兴趣不仅是最好的老师，同时也是寿星们健康长寿、精神焕发的秘密所在。

林洲杰：100岁

——英语家教，兴趣乐生活

说到英语家教，大家的印象肯定多是年轻、博学、有着良好的教育背景的大学生，而绝对不会跟老年人挂上钩，更难以想象已经100岁的老人做英语家教。但如果告诉你，真的有一位已经百岁的老人在担当英语家教，并且乐此不疲，你会不会吓一跳？

林洲杰老人今年整整100岁了，他出生于闽侯县尚干的一个小村庄。林洲杰还很小的时候，父亲举家搬迁到福州城内，做起了小生意。林父之所以历尽千辛万苦搬到城里，是为了3个孩子能受到良好的教育。当林洲杰的哥哥和姐姐先后从高中及师范毕业时，他考入了格致中学。

1936年8月，林洲杰正式成为一名教师，先后在私立培德小学、私立精勤女子补习学校、公立凤岗小学、公立吴山小学和公立洪山中心学校任教员。

退休之后，林洲杰的孩子都参加了工作，加上他有自己的退休工资，颐养天年不成问题。但是，林洲杰并没有像其他很多老人一样，只在家摆弄些花花草草打发时间，他忘不了当老师给自己带来的乐趣和成就感，一心想着重操旧业。改革开放后，林洲杰拾起了昔日的工作，当起了英语家教。与以往不同的是，林洲杰过去是为生活所迫，而现在是想发挥自己的余热，满足兴趣爱好的同时，也为社会做点贡献。

凭着扎实的专业知识、过硬的责任心，林洲杰在当地教英文出了名气。直到七十多岁时，当地的红岩中学还聘请他去当英语教师，教授两个班级。一直到 1995 年，林洲杰的听力下降，才没有再收学生。他说，自己现在的英语还很好，只是没有那么多机会讲了。正是由于林洲杰坚持做英语教师，才使得他能够时刻保持健康的状态。据老人讲，自己虽然每天要讲课，但是从来没有觉得劳累，反而每天早上醒来都感觉精神焕发。自己站在台上讲课时，总有一种自己还是个年轻教师的错觉。林老教的孩子也说，一点都不感觉自己的老师已经接近百岁高龄，还是觉得他的精力十分充沛。

如今，林洲杰虽然已经 100 岁了，但他的身体和精神都还很好，他说自己每天还能爬十几层楼。虽然孩子们不让他自己下楼，但只要孩子们不注意，他就下楼到街上溜达。林洲杰表示，他只要一到街上看看，就觉得一切都是新的，自己也是这个崭新社会的一分子；而每天闷在家里，无法接受新鲜事物，则是林洲杰所无法忍受的。

林洲杰老人的事迹，能够给现在的老年人做一个很好的说明。很多年轻人认为，人老了就应该在家中休息，自己来为老人支付一切生活费用，这才是对老人最好的孝顺。其实，适当让老人做一些自己感兴趣、有意义的事情，对老人的精神状态反而有很好的帮助。有事情做的老人，不会产生空虚的感觉，相反会觉得自己的生活十分有意义、丰富多彩。另外专家指出，精神的愉悦能够带动身体的顺畅。一份简单而有趣的工作，能够让老年人的精神和身体状况得到全面提升。但需要注意的是，老年人的工作一定要限制难度和工作量，应以得心应手、不劳累为主要原则。

长寿贴士：适合老年人做的工作

　　如果老年人有自己的兴趣爱好或者特长，且不会过于消耗体力的话，那么可以将自己的爱好当作一份工作，比如画画、与票友唱唱戏、习字、下棋，等等。如果老年人没有特别的爱好或者特长，又不想赋闲在家，那么可以尝试以下几种工作：

1. 学校宿舍管理员。每天在学校里管理开门、关门等事宜，工作简单不消耗体力，还可以多和孩子们接触，感染他们的活力，自己也变得乐观、活跃。

2. 仓库管理员。不喜欢学校的吵闹的老年人，可以考虑做仓库管理员，无事时带一本书翻看，一举两得。

3. 花草修剪工。比较喜欢动手的老年人，可以选择当一个花草修剪工。既能让自己有事可做，还可以使身体得到一定的锻炼，另外每天与花草打交道，还能够让自己长期保持愉悦的心境。

4. 手工制品人员。如果不希望自家的老人到外面去工作，可以帮老人领一些能够在家里做的手工活，比穿珠子、加工半成品，等等，一些细致的活，只要老人愿意做，也可以佩戴花镜或近视镜来进行。

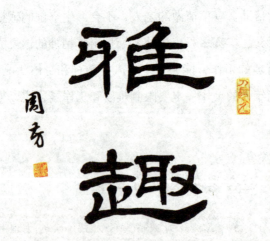

李再白：*104*岁

——玩魔方，跟潮流，自在乐趣说不清

老年人要找到自己的乐趣，可以有很多种方法，不光是给自己找些事做，还可以看看当下的年轻人喜欢玩什么，学习一下新潮，这不仅能给自己带来愉悦的精神感受，还会让自己变得年轻、有活力。

魔方是一个对智力有较高要求的游戏，提起它，我们想到的也常常是时尚的年轻人和中年人。如果有位老人手中拿着魔方乐此不疲地摆弄，你会不会感觉很有趣呢？

李再白老人今年104岁高寿了。每次有人到家里看望她时，她都会热情地握住对方的手。如果感觉对方手很冷，她就会像叮嘱自己的孩子一样，嘱咐对方多穿衣服。虽然她老人家已经有些耳背，但身体却十分健康。老人的儿子说，她和平常人的生活一样，早上5点多起床，晚上八九点钟就睡觉；吃饭的时候，大家吃什么，老人也吃什么。老人从来不挑食，也很注意自己的饮食健康，既不暴饮暴食，也不吃过冷、过热或者油腻食物。另外，老人也从来不服用补品。如今，老人的胃口还是很好，有时候甚至能吃下一碗多米饭。

家里人说，李再白老人的记性非常好，虽然已经年逾百岁，但是脑子一点也不糊涂，家里的每个人老人都记得非常清楚。有时哪个孩子来看望她了或者是该来的时候因为事情耽搁了，她都会记得清清楚楚。甚至有些家庭琐事，也经常是李再白老人提醒儿子的。

李再白的儿子说，老人之所以脑子这么好使，跟她平时的爱好分不

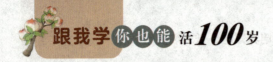

开，那就是玩魔方和打牌。老人手里经常拿着一个魔方，闲来无事时便转来转去，有时玩得不好，她也会着实动一番脑子思考。另外，老人还喜欢打牌。老人的家里常备一副牌，每当家里人多时，她就会拿出来，找人陪她玩一会儿。正是打牌和玩魔方这两个爱好，带动着老人的脑筋一直在运转，直到现在，记忆力依然很好。

与很多没有染过大病的百岁老人不同的是，李再白老人曾经患过病住过院。而当提起那段经历时，老人却显得很豁然，她说自己在得病时也很乐观，没有感受到太大的痛苦。老人的心境一直很好，现在虽然上了年纪，但是依然坚持自己洗内衣内裤，缝补破了的衣服，有时候还会扫扫地。

支撑李再白老人的，不光是达观的人生态度，还有她"有技术含量"的爱好。专家认为，这两个要素是使人长寿、健康、脑筋清晰的良药。因为有了特别的爱好，使得老人的生活充实有趣，而且能够锻炼脑部神经，保持大脑良好的运转；同时，也是因为老人具有乐观、坚强的生活态度，才使得老人在生活中能保持积极的情绪。

因此，若想长寿、健康，不但要让自己有趣事可做，还要让自己活在快乐的情绪当中。

长寿贴士：老年人适宜的健脑游戏

老年痴呆症是一种很常见的老年疾病，这种病症对于老年人本人和家人带来的伤害和痛苦是不言而喻的。除了从饮食上节制，还有什么方法能够让老年人远离这种病症呢？那就不得不提几个健脑的小游戏了。

1. 填色游戏。填色游戏就是根据效果图在画好的黑白线稿上，在对应的区域涂上相应的颜色，或者也可以自由发挥，涂上自己喜爱的颜色。填色游戏是一个手眼协调的过程，需要集中注意力，同时需要计划性、创造性。因此，这个游戏能够协调身体健康，让人保持平静的心态，十分适宜老人。

2. 学外语。如果有兴趣，老人可以学习一门外语，在感受不同文化的同时，锻炼自己的思维能力和语言能力。学得比较好的老人，还可以和外国友人进行一对一的结组实践，也会带来莫大的乐趣。

3. 动动手指，刺激手掌。多活动手指或刺激手掌，利于延缓大脑衰老，对预防老年性痴呆有一定帮助。手指运动在临床上，也是老年性痴呆康复治疗的一个重要方法。

中老年人不妨坚持每天做手指运动。比如，经常做伸曲手指的动作，以增强手指关节的柔韧性。也可做一些较精细的活动，如练书法、做手工艺品等，以锻炼手指灵巧性。

多数人长期习惯用右手，左手运动少，致使右半球缺乏锻炼。老年人脑出血发生部位大多数在右脑半球，就是支配左侧肢体活动的右脑半球血管得不到锻炼而显得比较脆弱之故。因此，常用右手的人要多使左手运动，"左撇子"则可多用右手做日常家务，如开关门窗等。

另外，需要提醒老年人注意的是，长时间坐在电视机前，更易得老年痴呆症。尤其是老人经常整天独自待着或者长时间看电视时，患老年痴呆症的概率会更高。美国一项研究显示，在排除年龄、性别、收入和受教育程度等因素影响后，老年人每天多看1小时电视，发生痴呆症的危险就增高1.3倍；而多进行1小时的社会活动，则发生痴呆的危险就会降低18%；多进行1小时的智力活动，发生痴呆症的危险就降低16%。

另外，很多老年人因为无聊而看电视打发时间，其实根本没有搞清楚内容，结果往往看着看着就睡着了，一会醒过来又继续看电视，这都是很不好的习惯，容易养成懒惰的生活方式，使得老人对外界的事物越来越不感兴趣。长此以往，会导致大脑认知功能降低，增加患老年痴呆的危险。

老年人适当地看电视，并且针对电视剧情和家人进行交流，对老人是有益处的。同时建议老年人可以选择看一些适合老年人的节目，但不要沉迷于电视。

吴秀英：*102*岁

——家务当爱好，手脚便利又健康

很多人一到了老年，就觉得自己是享受天年的日子来了，加上子女孝顺，所以家里的一切大小事务都不过问，甚至基本的家务也不愿动手做。这样虽然落得清闲，但是却也有一定的弊端，长此以往，老年人的动手能力变差，肢体也会越来越不灵活，进而影响身体各个器官的运作。因此，对于老年人来说，建议做一些简单的家务，打发时间的同时，也能够锻炼自己的身体，使自己不至于变得越来越不灵便。

吴秀英老人今年102岁高龄，家中已经五世同堂，老人身体健硕，和家人谈笑自如，十分融洽。

热热闹闹一大家子人经常聚在一起，吴秀英的孙女说，老人一辈子闲不住，即使现在已经102岁了，依然坚持自己动手洗衣服、做饭吃。老人的重孙女今年28岁，也是老人一手带大的。

即使不"做生意"了，老人依然"不甘寂寞"。家里人说，每天早上起来，老人都会到菜市场转一圈，买些日常用品或者青菜回家。平日在家时，也喜欢做家务，整理房间、扫地、做饭、洗衣服，一样都不落下。吴秀英老人的作息十分规律，坚持早睡早起，收拾完家务后，还喜欢到外面去走走，锻炼锻炼。家里人说，人虽然老了，但手艺一点都不老。吴秀英老人穿的衣服，很多都是自己做的。衣服坏了时，也总是自己动手缝补，很少麻烦别人。

吴秀英老人说，自己从小生活比较贫苦，养成了节俭的习惯，常年吃素。打她记事起到新中国成立时，根本都不知道白面馍是什么样子的。自己年轻的时候，吃糠咽菜，吃的肠胃都习惯了，现在虽然生活好了，但是稍微吃点油腻的东西就会拉肚子。因此直到现在，吴秀英老人还是习惯吃素，各种新鲜的蔬菜她都十分喜欢。

据称，吴秀英老人在饮食上并无特别，平时与孙儿一家一起吃饭。偶尔补补钙，也做做体检。老人的老年生活谈不上丰富，没有打牌跳舞的爱好。做一些简单的家务就是老人最大的乐趣，同时还能在劳动中锻炼身体，这就是老人健康长寿的秘方。不过，透过一张张笑脸，一声声祝福，不难发现，除了规律的生活和简单的锻炼，一个和睦的家庭，也成为老人安享天伦之乐的前提。

从医学的角度来说，人从中年开始，各种生理功能就会开始逐渐衰退，步入老年时，更是会出现食欲不振、视力及听力下降、记忆力减退、行动迟缓等不良现象。面对身体的每况愈下，老年人必然会产生悲观、失望的情绪，严重时甚至会对生活失去兴趣，生活质量大打折扣。有些年轻人出于孝顺考虑，不让老年人干一点儿家务，认为不劳累、不操心，老人的心情就会变好。其实恰恰相反，老人无事可做，心中反而会变得空虚。长此以往，动手能力也会变差，思考力更是跟不上。因此，作为晚辈，一定要给予老年人一定的"压力"，也就是给他些事做，这样既显得老人比较重要，也能够协调老人的身体和大脑，更能愉悦老年人的心情。

长寿贴士：老年人适当做家务，带来意想不到的效果

在日常生活中，晚辈需要照料老年人的生活，但是也不必要面面俱到，给老人适当留下一些事情去做，可以使老人身心健康、延年益寿。具体来说好处如下：

1. 让老人保持乐观的情绪。人老了之后，由于精力和体力的限制，

很多工作无法再从事。但是，这并不代表老人不想再劳作。长期赋闲的老人，心中会产生自暴自弃的感觉，认为自己不再对社会和家庭有用，而只是一个纯消费者。因此，做晚辈的人要注意老人的心理变化，适当找一些累不着，又能动手、动脑的工作给他们做。老人做好了，不仅心里高兴，还会产生一种优越感，认为自己老骥伏枥。与此同时，老人的身体和大脑都得到了锻炼，身体和精神疾病的发病率就会大大降低。

2. 让老人的生活空间变得丰富多彩。老人在做家务的同时，可以根据自己的身体条件和兴趣爱好，把家务的内容合理安排，同时也会进行一定的扩展。比如养盆花、养条鱼、养只小鸟等，又或者是买些书报来看、买些字帖来临摹，等等。这样老年人的生活就会变得十分丰富有趣。如果晚辈把家里的大小事都包揽，不让老人沾一沾手指，那老人就很难挖掘出这些有趣的东西。

3. 让老人和家人的沟通更加和谐顺畅。因为手中有事要做，而大部分的老年人都有较重的责任心，则他们会把手中的事情当做一项任务来完成。这样，老人势必会和家人甚至外界有一定的沟通频率，如此一来，就可以防止家人忽略和老人沟通而给老人带来孤独感。另外，如果是一些需要和外界沟通的事情，还会让老人扩大交际圈，结交新朋友。这对于老人来说，则是提高情绪的最有利的方法。

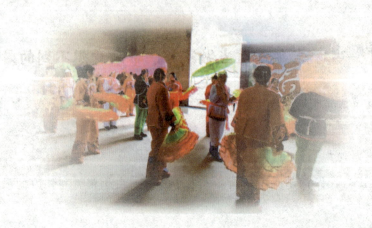

刘光华：*106*岁

——动脑动笔，养出好精神

有句话说"活到老，学到老"。其实，这句话不仅是教育人们要有持续学习的精神，从另外一个角度看，这也是一句养生箴言。老年人适当学习一些东西，能够帮助其减缓大脑功能衰退。研究证明，即使是简单的读报、看书的老人，其患老年痴呆症的概率也会比完全不"学习"的老人低很多。有人也许会说，上学时学习已经很痛苦了，上班后还要不断地充电学习，退休后还要学习，岂不是很折磨人？其实，老年人的学习没有了目的性和被强迫的感觉，往往就不会有那么大的压力，相反还会产生无穷的乐趣。刘光华老人就是最好的证明。

刘光华老人现今生活在贵州省金沙县城关镇，今年已经106岁高龄。但神奇的是，老人却是耳不聋、眼不花，不但精神矍铄，而且还能看书、写字。

刘光华老人有3个儿子，其中2个都在外地工作。1977年，老伴去世后，老人将精力放在了读书、看报、写字上。几十年来，老人一直坚持"学习"，直到现在仍是耳不聋、眼不花，而且记忆力惊人的好。老人喜欢独处，每次儿孙们要接她过去住时，老人都说已经习惯当地的生活，不愿离去。

虽然刘光华老人有不算少的退休费，但是她仍然坚持节俭的生活，三餐都以清淡食品为主，所以身体一直很健康。当然，老人的健康还与自己的兴趣爱好分不开。提起为什么活了一百多岁还是这么精神时，老人总会笑着扬扬自己手中的报纸，说是多亏了跟自己做伴的报纸和书。读书、看报可以让自己没有时间顾及很多烦心事，避免了老年人容易着急上火的情况。并且读书、看报能够增长老年人的见识，帮助其保持平和的心态。文化的熏陶，还能帮助老年人怡情养性，安度晚年。另外，老人还坚持写字，每次看到喜欢的东西，就会动手抄写下来。这样一来，老人的手和脑同时得到了锻炼，不但手很灵活，脑子也十分好用。附近很多比刘光华小很多的老年人，都很少能坚持看报、写字。提到刘老，他们总是一脸的敬佩之意。

很多百岁老人都有健康的体魄，但是或多或少会有耳聋、眼花的疾病，而刘光华老人不但视力和听力都很好，还有很好的记忆力。这和她常年坚持读书、看报、写字是分不开的。读书可以提高人的精神境界，把生活中的孤寂变成一种享受。人到了老年，年轻人都忙于自己的事业和交际，难免让老人产生孤独和寂寞的感觉。老年人若能将一切都融合在读书的乐趣之中，那些不开心的感觉便会烟消云散，而化作一种对精神世界的享受和渴求。

另外，专家还指出，读书可以增进机体活动。老年人不用从事工作，大脑长期处于赋闲状态，就容易出现萎缩等情况，从而直接影响到全身各器官的衰退。一项研究表明，人到老年时，越用脑，身体反而会越结实；相反，大脑越是不用，随着其慢慢变迟钝，人的身体也会跟着越来越差。实践证明，许多老年学者、老科学家、老艺术家耳不聋、眼不花，生命之树常青，其重要原因就在于他们活到老、学到老的精神和行为。他们从不停止使用自己的大脑，不断读书学习，从而让自己的大脑和身体都保持一种健康、年轻的状态。

从另外一个角度说，读书、学习还能帮助老年人杜绝不良风气，比如打麻将、喝酒、抽烟等。用知识来填充自己的生活，将比其他的方法收到更好的效果。

长寿贴士：适合老年人读的书

　　给老年人选择书籍也要有一定的标准，首先需要注意的是，一些过于刺激或暴力的书不要让老年人阅读；另外，建议尽量选择一些有文化底蕴的书供老年人赏读，这类书不但能帮助老年人打发时间，还有助于其平静心灵。

　　下面是一些老年人比较适合的读物。

　　1．天文、地理类。老年人一般喜欢看地理、天文类书，这种书籍对于有这方面兴趣爱好的中老年人是首选。天文、地理类书也向我们展示了宇宙的无穷，世界的广阔。

　　推荐书籍：《开元占经》《浑天仪注》《普通天文学》《天文学史》《中国科技文明史》《宇宙索奇》《时间简史》《徐霞客游记》。

　　2．人物传记、历史。人物传记和历史类书籍也是中老年人看书的首选，毕竟经历了大半辈子的人生，越来越懂得真实，自然会喜欢看一些真实、贴近实际的书籍。而人物传记、历史，可以是这方面的首选。

　　推荐书籍：《墨迹》《不确定的世界》《生命的不可思议》《克里希那穆提传》《岁月与性情》朱东润《张居正大传》吴学昭《听杨绛谈往事》林语堂《苏东坡传》梁启超《李鸿章传》吴晗《朱元璋传》。

　　3．文艺类。文艺类的书籍也是中老年人的最爱，比如世界名著和中国名著等，《红楼梦》就是不错的选择。另外还有一些当代的剧本之类，也比较受老年人喜爱。

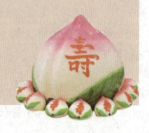

儿孙自有儿孙福
把自己管好就得了

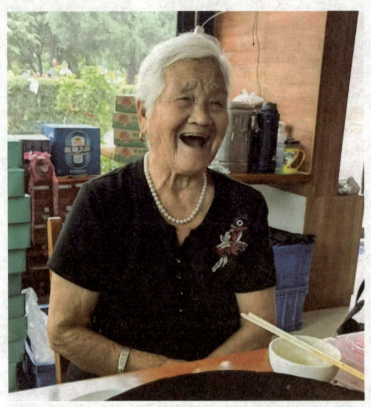

朋友岳母：90岁

　　老人性格开朗，随和，爱说爱笑。平时爱劳动，爱唱歌，90岁了还能唱一段。喜欢吃粗粮，早睡早起。习惯自己拍打胳膊腿儿，进行自我保健。不掺和孩子们的事，常说"儿孙自有儿孙福，把自己管好就得了"。

第六章

和睦家庭

HEMUJIATING

和睦家庭，长寿生活要温馨

追求健康长寿的人生，不仅需要在饮食、运动等方面多下工夫，更要注意对心理的保健。健康的心态和愉悦的心情对长寿的作用也是不容小觑的，而心灵的安乐则离不开温馨和睦的家庭。让我们努力营造一个良好的家庭氛围，为自己和亲人的健康长寿献上一份关怀。

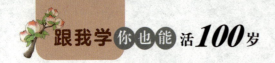

仇玉兰：102岁

——好闺女，给了我百岁人生

现在老年人的人数逐年攀升，老年人的健康是需要我们特别关注的。老年人面临的不仅是身体的逐渐衰弱，还有心灵的枯竭。随着年龄的增长，老年人的身体日益衰老，导致他们很容易出现心理问题。

老年人的心理问题需要子女们有足够的重视，并给予耐心的辅导与安慰。人们常说人是越活越小的，这个"小"指的是心理年龄。老年人真的很像小孩子，需要儿女们耐心安慰，老年人很怕孤独，需要儿女们的陪伴。只有老年人的心灵得到了滋润，才能更长寿。可见有孝顺的儿女对老年人的健康长寿有很大的好处。仇玉兰老人就有一个给了她百岁人生的孝顺女儿。

仇玉兰老人已经102岁了，照常理应该是满头白发，但老人的头发却很特别，最上面都是白发，仔细朝下看，里面竟长着黑发。老人的小女儿说她的白头发比老人的还多。老人虽已102岁了，但是仍然面色红润，皮肤丰满。只是耳朵有点背，跟老人说话时要尽量放大声音。

仇玉兰老人的命运是很坎坷的，她出生于一个贫穷的农村家庭，什么样的重活、粗活都干过。1961年仇玉兰老人的老家发生3年自然灾害，这次灾害很严重，要不是老人的小女儿把她从老家接到新疆来，老人可能就在灾害中饿死了。说起自己的小女儿老人总是一脸幸福，老人说要不是自己的小女儿数十年如一日地悉心照顾帮衬，她也不会保持这么好的身体。老人的小女儿胡惠秀如今也已经70高龄了，她介绍说，老人本有4个子女，其中两个相继去世，作为母亲的她身体却十分硬朗。

　　仇玉兰的小女儿胡阿姨介绍，老人是个典型的贤妻良母，一生都在为丈夫、孩子操劳，从来没外出工作过。老人性格温柔，跟人说话都很和蔼，很少发脾气。对生活的要求很简单，从不挑拣吃穿。老人还喜欢吃鱼吃肉，喜欢晒太阳，喜欢聊天。用胡阿姨的话就是老人还有两个生活习惯，早起用手捏核桃，老人捏的核桃是一种野生核桃，皮厚质硬，掂在手里沉甸甸的，用来活动手部筋骨；晚上热水泡脚，活络全身经血。

　　老人能有这么健康的身体多亏了胡阿姨这个孝顺的闺女。为了多学点常识，能好好地照顾老人，胡阿姨每个星期都要到各大医院去听健康讲座。仇玉兰老人嘴里不时地念叨着"活着真好，活着真好"，我们知道在老人的眼里，有女儿陪在身边就是最幸福的事情。

　　百善孝为先，孝一般表现为孝顺、孝敬等。孝顺指为了回报父母的养育而对父母权威的肯定，从而遵从父母的指点和命令，按照父母的意愿行事。仇玉兰老人的女儿就很好地诠释了"孝"的含义，老人能活到一百多岁多亏了这个孝顺的女儿！

　　孝是耐心，耐心听取老人的话，耐心向老人解释、做工作，耐心说服老人。孝是善意的欺骗，百余元的衣服不妨告诉老人只花了几十元。孝是常回家看看，拿不拿东西是次要，陪老人说话很重要。做儿女的应该多孝顺父母，让他们也迈向百岁人生。

长寿贴士：儿女孝顺助养生

　　1. 体谅父母。小时候家长对我们的要求常常是有求必应，没有拒绝，使得我们认为自己的父母是无所不能的。这种观点大错特错，我们从来不知道父母也会遇到困难，那是因为父母不愿意成为我们的负担。因此我们更要体谅父母的难处，凡事不应该只知道从自己的角度考虑问题。对父母提出的要求，如果父母做不到，不要胡搅蛮缠非让父母做到，这也是孝顺父母的一种表现。

2. 不惹父母生气。顶撞父母，惹父母生气，是不孝顺父母最常见的表现。父母为了和孩子平等相处，所以在生活中不会刻意地在孩子面前摆家长的架子。但是这样也给了那些不懂事的孩子一个错觉，认为这样的父母是不需要去尊重的。在语言上，对父母没有起码的尊敬与客气。当然我们也不能对父母百依百顺，当发现父母的错误之后，还是可以明白地指出来的。在对父母讲这些时，一定要讲究方式方法，找到一个让父母和我们都能接受的心平气和的方式。

3. 学会和父母分享好东西。父母的爱是无私的，他们心甘情愿把一切好的东西都给我们。我们也应该像父母爱我们那样爱他们，把好的东西给父母，让父母感到欣慰，觉得孩子长大了。其实做起来很简单，只要我们给父母夹他们喜欢吃的菜，把节目换成他们喜欢看的频道，把我们喜欢吃的零食分给父母一些，父母就很高兴了。

4. 与父母一起面对生活的挑战。在生活中，我们可能会遇到许多无法预料的事，当不幸发生后，我们要和父母一起面对生活的挑战。因为我们是一家人。一家人要风雨同舟，这才是真正地孝顺父母。

5. 体贴和关心父母。在我们生病时，是父母没日没夜地照顾我们，把我们照顾得无微不至，使得我们的身体很快康复。父母也有身体不舒服的时候，当他们不舒服时，总是不让我们接近他们。其实在他们的内心，还是渴望我们无微不至的关怀的。如果我们做到了，他们会倍感欣慰的。我们要经常关心父母，当父母愁眉不展时，我们可以让他们向我们倾吐他们的烦恼。当父母不开心时，我们要尽我们的努力做一些使父母开心的事情，比如讲笑话给父母听，等等。

刘张氏：*105*岁

——孝心传递，百岁大家族

孝心是对双亲长辈孝敬的心意，是中国孝道文化的核心，是祖先崇拜的文化内涵，同时也是一个家庭老人能够长寿的因素之一。

古人云，百善孝为先。一个人如果连生养自己的父母都不孝敬，那么他的为人就可想而知了。感恩方为孝，是父母给予了我们身体，是父母给予了我们生活的勇气，是父母帮我们重拾生活的信心。岁月的刀刃在他们慈祥的面庞上刻下了道道痕迹，曾经坚实可靠的臂膀如今已不复健壮。此时需要身为儿女的我们好好回报父母的付出。父母亲的身体健康就是儿孙辈的福祉，父母亲的快乐就是做儿女的幸福。一个人有孝心，他的儿孙辈也会相传承，把他照顾得好好的，可以长命百岁，刘张氏老人就有一个这样的大家族。

刘张氏老人系上口镇邵家留营村人，今年已经105岁了。现跟女儿、女婿住在乌鲁木齐。老人身材矮小，由于年岁已高，话也说不大清楚了，不过老人没什么病，从没打过针。

刘张氏老人是在1980年失明的，失明后行动不方便，日子变得有些单调。老人眼睛看不见，耳朵也不大好使了。因为老人看不见，日子无聊，她的女婿段振先给她备了4台不同形状的半导体收音机，分别调好不同的广播电台频率，供老人闲暇时选择听广播。1987年段振先搬入楼房，背着老人上了楼，这么多年，几乎没出过门，一直靠听广播打发时间。

老人牙齿都掉了，吃不了硬东西。平时女儿、女婿给她做饭都煮得软一些。老人吃饭从来不叫别人喂，吃得虽然慢一点，都坚持要自己来。老人就连上厕所一般也不让人扶。老人的饮食很有规律，每天一个蛋黄，吃些素菜、豆制品，搭配牛奶，偶尔吃些肉，老人的味觉越来越淡，很多东西已经分不出来了。刘张氏老人的生活饮食一直是由女婿段振先打理的。每次吃饭，段振先得先告诉老太太今天吃的是什么。有一次给老人煮的牛奶，老人问是什么，段振先告诉她是牛奶，老人说她不喝牛奶，后来跟她说是'糊糊'，老太太喝得可开心了。

刘张氏老人的女儿刘玉存今年77岁，患有中风后遗症，什么活也做不了。家务基本上都是段振先做，段振先做这些已经有四十多个年头了。段振先今年八旬有余，2005年身患癌症。段振先的心态特别好，他觉得得了这个病就得了，日子还是要好好过的。已经好几年过去了，段振先仍然好好的。段振先总结说，人要放宽心，什么事也没有，而且他还有一个老寿星的娘。

刘张氏老人的女儿有4个孩子，都是老人带大的。段振先说"羊跪乳，鸦反哺"的传统不能丢，自己照顾老人是应该的。现在老人带大的4个孩子都有了出息，每次回来都不忘给老太太带份礼物，对段振先和他老伴也很孝敬。

刘张氏老人之所以能长命百岁且身体硬朗，和她有这样一个母慈子孝的大家庭有很大的关系，孝可以创造一个养生的奇迹。

"孝"是稍纵即逝的眷恋，"孝"是无法重现的幸福，"孝"是生命与生命交接处的链条，一旦断裂，永无连接。赶快为你的父母尽一份孝心。也许是一处豪宅，也许是一片砖瓦，也许是大洋彼岸的一只鸿雁，也许是近在咫尺的一个口信，也许是一顶纯黑的博士帽，也许是作业簿上的一个红五分，也许是一桌山珍海味，也许是一个野果一朵小花，也许是花团锦簇的盛世华衣，也许是一双洁净的旧鞋，也许是数以万计的金钱，也许只是含着体温的一枚硬币……但"孝"的天平上，它们等值。

长寿贴士：培养孝心助养生

儿女有无孝心，很大程度上取决于父母从小对他们的影响。父仁母慈，子女肯定会懂得为孝之道；要是父凶母狠，得饶人处不饶人，子女见之，也会有样学样。孝不自生，因慈而起。仁慈父母，对自己的长辈尽忠尽孝，就是不说教，孩子耳濡目染，也会从你的无声行动中学会怎样做人。如若不然，带来的后果是极为严重的。

首先要严于律己，做孩子的楷模。"父母，孩子最好的老师"。是啊，孝心就是这样学会的，就是这样传递的，孝心就是在父母的榜样下养成的。

其次要明理诚信。要让孩子知道妈妈十月怀胎的艰辛，知道父母的养育之恩。为了明理，应多给孩子讲些古今故事，通过形象去理解。平时，孩子应分担家里的一些事情，让他负起责任来。遇有为难的事情，讲给孩子听，让他一起出主意想办法。父母要在关心孩子的过程中培养孩子的孝心。孝心是充满爱心的伦理行为，重视以情育情。久而久之，孝心会在孩子身上扎根。

再次要通过传统故事，激发儿女的孝心。经常给儿女讲述老一辈的好传统和对子女纯洁而高尚的爱，激发孩子对父母的崇敬与报答之情。知得深，爱得切。孩子对父母的感情也是如此。可以有计划地向孩子讲述父母在年轻时候的生活，和现在进行对比；如何把孩子抚育长大历尽艰辛。通过细腻讲述，使他们懂得自己每一点一滴的成长，都凝集着父辈的艰辛，从而在他们心灵深处激发起火热的崇敬与报答之情。

良好习惯不是一日之功，只有在长期反复的生活中才能养成。让我们把培养孩子的孝心同培养他们关心他人、助人为乐的社会公德统一起来，愿我们的孩子健康、快乐地成长为新世纪的优秀小公民。

付丽蓉：*112*岁

——四世同堂，和睦相处

美国一项针对100位百岁老人的调查发现，与家人、朋友和睦相处是这些老人普遍认同的长寿"秘诀"。可见，和谐的人际关系对我们的身心健康有着至关重要的作用。

千百年来，兄则友，弟则恭。这句话还是很有深意的。一个家庭中，子女对父母极尽孝道，夫妻之间、兄弟之间关系处理好了，家里就会人人心情舒畅，做什么都有劲头，肯定能早日达到"家和万事兴"之目的。在家这一"避风港"里大家都每天笑脸相对，心情都会好、会有益于养生健体。付丽蓉老人就有一个四世同堂、和睦相处的大家庭。

付丽蓉老人今年已经112岁了，是个不折不扣的老寿星。老人一生命运坎坷，饱受磨难。1949年，付丽蓉的丈夫离世，当时小儿子仅1岁多。老人一个人含辛茹苦地养着6个孩子实在不容易，为了这6个孩子，老人一直没有再嫁，至今已守寡62年。付丽蓉的大女儿现在80岁，小儿子今年62岁，而且身体都很健康。

老人有一个和睦的大家庭，全家对老人十分孝敬，纷纷把老人视为"掌中宝"。日常生活中，儿媳妇王桂香承担起了照顾老人的主要责任，悉心为老人梳头洗脸，端茶递水，洗衣做饭。天气暖和时，小儿子苏培和就把老人抱出去晒晒太阳。社区里有人唱戏时，他还用三轮车带着老人去外面散散心，让老人过把戏瘾。不仅儿子、儿媳孝顺，孙子、孙媳妇也把老人当做宝，经常给老人买好吃的东西，陪老人说说话，解解闷，并为老人剪剪指甲理理发。重孙子还经常为老人端尿盆。

　　老人的儿媳妇王桂香说，家有百岁老人，是全家人的福分，作为子女，应当责无旁贷地照顾好老人，让老人享受天伦之乐。孙媳妇祁延鲁则表示："身教胜过言传，婆婆十分孝顺老婆婆，为我树立了一个很好的榜样。"这真是一个令人羡慕的大家庭。

　　老人性格坚强，性情温和，一生与人为善，和邻居亲友关系都很融洽，乐于助人。她的饮食起居很有规律，平常不喜荤腥偏爱清淡饭菜。老人处事随和，从不发脾气，她总是闲不住，尽力帮子女做一些力所能及的事。

　　付丽蓉老人说，自己经历过旧社会，从原先的食不果腹、衣不蔽体，到现在过着幸福美满的晚年生活，一路走来，让她感慨万千："能活到一百多岁，多亏赶上了好社会。孩子们的悉心照顾，让我非常开心。"

　　付丽蓉老人家里亲情浓浓，相处和睦，他们家的亲情故事还在邻里之间传为美谈。老人之所以能活到112岁高龄，和她有这样一个大家庭是分不开的。

　　俗话说，家有一老，如有一宝。对老人要尊重，要学会理解他们的人生，要学会领悟他们的智慧，对老人说话，要轻声细语，要有耐心。调查员通过与多位百岁老人交谈，总结出一些被调查者认为的长寿"秘诀"，并进行了排序。调查发现，有90%的老人认可"与家人、朋友和睦相处"是长寿的重要因素，可见和家人和睦相处是很重要的。

长寿贴士：如何与他人和睦相处

　　1. 做许诺之前要考虑清楚，不要随便许诺别人。做许诺之前要慎重考虑，看自己是否能完成别人的要求，如果达不到别人的要求就要拒绝别人。如果明明是自己无法完成的事情也答应下来，不仅不会显示出你多有义气，反而徒增别人的失望。

　　2. 关心他人，关心他们的追求和工作。能够关心别人，帮助别人是件很幸福的事情。人要多为别人着想，没有人会讨厌关心自己，帮助自己的人的。关心别人时要拿出你的诚意，要让别人感觉你是真心诚意的。让你遇见的每个人，无论他多么卑微，都能感受到你对他的重视。

跟我学你也能活100岁

3．多做事，少说话。人有二耳、二眼、一口、双手、双脚，此中道理：是要人多听、多看、少说话、多做事。修行贵在身体力行，说一丈不如行一寸。人们都不喜欢特别聒噪的人。说的永远比想的少。养成低声说话，说有分量的话的习惯。怎么说比说什么重要得多。

4．要虚心接受他人的意见。在日常生活中，有太多的人，想要迫使别人接受自己的意见，因为我们总认为自己是对的，这种想法，使我们没有改进自己的余地，也在通往成功的路径上设下了障碍。"意见"也有同样的道理，信念的异同，取决于身世与环境的各种因素，我们就是靠这些因素来决定我们的意见，固执己见的悲剧，在于它阻止了成长、进步与充实自己。只要我们肯向别人伸出友谊的手，肯学习别人的长处，了解别人和我们一样有获得成功的权利，我们就不会再坚持己见了。固执己见是一种消极的癖性，心胸开阔，才是应有的态度，前者会导致失败与孤立，后者则是获得成功与理解的保证。

5．照顾他人的感受。人与人相处中，贵在照顾他人的感受。如果你照顾了别人的感受，别人会感受到你给他的尊重，这样人们相处起来会快乐很多。要知道，有些人特别敏感，愈是碰上体味重、体重过人、衣衫褴褛、残疾和易受歧视的人，你愈要谨慎，绝对不能在他才坐在你身边时，就移到别的座位。

6．不要急于求得信任。信任是需要时间培养的。首先要真实，拒绝任何虚假、虚伪、欺骗乃至包装的行为。哪怕是一点点都可能成为别人对自己不信任的根源。其次要坦诚，不要有、也不要让对方感觉到你有值得怀疑的目的与言行。即使你已让对方产生误解，只要你开诚布公、心胸坦荡地与对方沟通依然能重新获取信任。再次要忠诚，忠诚为信任之本，任何背叛都可能会让人毫不犹豫地将他打入另册。最后是责任。"信任"的字面解释可理解为"相信"与"责任"，意思是当你相信别人时，其中对对方而言就隐藏着他要为此承担别人相信你的责任。反过来希望别人信任你，就意味着你必须承担别人相信你的责任。言必行，行必果，讲究信誉，履行承诺，愿意、敢于、能够承担责任的人，一定会赢得别人信任。

张英：*105*岁

—— 平淡是福，和睦是金

"家庭和睦"是人人都向往的，它有利于我们的工作和生活，更是对我们的身体健康有着非常好的帮助。家庭和睦的基础是一家人合理地分工协作、各人尽自己的责任与义务、互相尊重、信任和体谅等。

只有正确的共识，才能产生健康的和睦。家庭中共识的具体内容有：每个家庭成员合理的决定权范围；教养子女的方法与对孩子状况的基本估计；家庭建设的构想，包括贵重物品的购置、家具布置等；公用时间的分配和钱物的管理与使用，包括电视节目选择等；对双方父母亲属事务的妥当处理；其他日常生活琐事以及关于社会的情理、道德、法律和政治的基本观点，等等。一家人在一起时间长了，总会有不少意见分歧；如果有了基本共识，意见会少些、小些。在解决意见分歧时，在明白事理的前提下，忍让宽容是一项有效的方法。百岁老人张英老人就生活在一个和睦的大家庭中。

张英老人现居住在垦利县胜坨镇崔家村。老人虽已 105 岁，却有一头乌黑的头发，让人感觉老人 80 岁不足。

张英老人的命运很坎坷，但是心态很好。1992 年时，张英的老伴从坝上赶着驴车翻了，浑身摔得都紫了，回家养伤的时候，老人饭一点都没少吃，活也一直没少干，她遇事从来都不慌张，顺其自然，该干啥干啥。1995 年张英老伴因一次意外死亡，当时张英老人没有见人就哭，只是说命是注定的，虽然自己偷着也哭了，但是很快就想开了。老人的烦心事几乎没有，和儿媳从没吵过架，儿子、媳妇也都很孝顺，为了防止她下雨滑倒，特意给她买了根拐杖。

　　老人是个坚强的人。3年自然灾害的时候，老人的一家人都饿得躺在地上，当时老人的7个儿女都是皮包骨头，老人强撑着饥饿的身体，去地里拔野菜给家人吃，当时老人全家没一个饿死的，都坚持着走过来了。为了吃饭问题，张英老人一生都没有停止过奋斗。老人是从艰苦岁月中过来的，现在也不想吃好的，就觉得野菜、棒子面好吃，儿女们给她买的牛奶她一口也不喝。

　　老人是个勤劳的人。老人愿意干活，年轻的时候全家9口人的衣服都是老人自己做的。据老人介绍，在那个物质匮乏的年代，夏天穿了的衣服冬天再裹上层棉穿，一直打着补丁。老人的儿子崔全照说："我妹妹缝的针脚她都看着不行，非得自己缝出来才满意，小时候我记得半夜醒来还看见母亲在缝鞋子。只要有布她就赶紧做出来。"老人到了老年依旧没有停息劳动。老人爱赶集，邻居一约她就去。现在老人生活依然能自理，洗衣做饭烧水样样不少，虽然和儿子住在一起，但生活上不用儿媳操心。老人的屋里，井井有条的布置里显露着古老的气息，自家做的灶台上摆放着几个青瓷碗，炕上的被子叠得整整齐齐，炕对面的墙上挂着几件干净的衣服。

　　老人的饮食起居很有规律，每天就吃两顿饭，每顿都吃个鸡蛋，晚上7点多就躺下，一睡睡到天亮。起来后就干点家务。老人不喜欢吃肉，那些素菜是她的最爱。老人闲不住爱干活，院子里有两排整齐的葱，这些都是老人自己种的，老人说自己闲着没事，种这些也是锻炼。

　　老人度量很大，伤心事也少。在老人的重孙子出生的时候，老人特别高兴。老人终于盼来了四世同堂，现在老人的重孙子已近16岁了，很懂事，每个周末都来看老人。老人把好吃的都留给他。老人看到重孙子比什么都高兴。

　　张英老人很节俭，国家每年给她两千多块钱，她都不知道怎么花，老人觉得自己啥都不需要，只要好好活着浑身没病就少给政府添麻烦了。老人的母亲和姨妈活得时间都很长，也都不长白发，老人觉得自己长寿可能是遗传。

　　张英老人身上这么多良好的品质一直感召着儿女后辈和身边的人，她的言传身教给孩子们树立了很好的榜样，一家人兄友弟恭，长幼有序，过着十分和谐的生活。这也成为了张英老人如此长寿的一个重要因素。

　　张英老人的长寿秘诀是："平淡是福，和睦是金。"老人的长寿秘诀给了我们启发：在生活中要与家人和睦相处，彼此友爱，互相关怀，这是保持身心健康的必要条件。

长寿贴士： 家庭和睦助养生

　　在个人健康、家庭健康和社会健康中，最重要的就是家庭健康。因为家庭健康承上启下、关系重大。在生活中，要做到家庭和睦、夫妻恩爱、敬老爱幼、其乐融融也是很不容易的。

　　家庭健康最重要的因素就是家庭和睦。健康的最高境界是人的心灵健康，而要能达到心灵健康的层次，单靠个人修行是不够的，要强调整体的相辅相成。只要全家都能协同作战，保健就会事半功倍。在个人健康的基础上，家庭保健才是我们最应该关注的，目标应该锁定在家庭的健康和谐上。

　　健康家庭成员间的影响是非常巨大的。1948年一次全国性的调查表明：妻子劝丈夫戒烟的威力是父亲加母亲联合力量的2倍之多，仅次于因病戒烟。健康和睦的家庭中，全家人神清气爽，精力充沛，而且很少生病。因为幸福能使人体内啡肽含量升高，生长激素浓度也高，所以体内免疫力增强。马克思说：一份愉悦的心情胜过十剂良药。美国科学家新近提出：笑容可能是最好的药物。现在，对幸福的期望也被证实同样对健康具有神奇的作用。

魏义珍：*100*岁

——衣食无忧，子女孝顺，自然活百岁

一个人想要长寿百岁，会有很多办法，比如：锻炼、吃补药、拥有好的生活环境，但是有的时候，长寿的办法又是一个很简单的过程，只要衣食无忧，只要子女孝顺，那么自然就活到了 100 岁。

由此我们不难发现，所谓的养生之道，长寿之方包括身心两个方面。自古就有医书说："怒伤肝，思伤脾，忧伤肺，恐伤肾。"一个人的心情会影响到自己的身心健康，一个人没有忧虑，才能达到长寿的目的。魏义珍老人的长寿与他人可能不同，正应了"人无忧，故自寿"这句话。

魏义珍是陈仓区的百岁老人，现在跟儿子、儿媳一起住在陈仓区电信局家属院里，老人现在虽已百岁，但是身体很健康，每天的饮食习惯很有规律，一般都是早上起来喝半斤牛奶，中午要吃汤面，晚上喝稀饭。

俗话说，家有一老，犹如一宝。有老人在，就能把全家上下团结在一起，家也就有了家的气氛。老人每天看着自己的儿孙和和睦睦，心里高兴。老人最开心的时候就是自己的生日了，特别是自己的百岁寿辰。看着自己的儿子、媳妇、女儿、女婿、孙子、重孙上下二十多人都围坐在自己的周围，热热闹闹，老人无比开心。

那么老人的长寿秘诀除了她有规律的饮食以外，还有别的吗？原来老人有一个孝顺有加的儿媳，老人经常说："我能活这么长，多亏儿媳和儿子在跟前孝顺。"老人的儿媳杨秀珍已经 61 岁了，退休以后，她的主要工作就是照顾自己的婆婆，成了魏义珍的专职"保姆"。杨秀珍将自己的床

搬到了魏义珍的睡床旁边，以便更好地照顾婆婆。如果婆婆晚上起夜，儿媳就赶紧起来搀扶，以免磕磕碰碰，伤到老人。杨秀珍熟知婆婆的饮食习惯，所以每天不厌其烦地为婆婆准备三餐。在儿媳的精心照顾下，魏义珍这个百岁的老太太享受着幸福的晚年。

老人自己也高兴地说，儿媳在生活上照顾得很周到，她想吃什么就做什么，每天早上给她准备半斤牛奶，一片馍，中午吃碗汤面条，晚上喝一小碗稀饭，都是她爱吃的东西。老人的腿脚不方便，下不了楼，不能出去遛弯儿，杨秀珍就在家里陪着婆婆，跟婆婆说话，为婆婆解闷，也因为这样，婆媳的感情特别好。如果媳妇有什么烦恼愁事，老人也给她宽宽心，婆媳两个人亲得好比亲母女，陌生人绝对看不出是婆媳。

百岁高龄能够这样衣食无忧，又有孝顺的儿女，实属不易。虽然腿脚不便，但并没有减少老人生活当中的快乐，甚至还比别人生活得更幸福，真正拥有了幸福快乐的晚年生活。

长寿的方法有很多，像魏义珍这样，因为儿女的孝顺而长命百岁的人也不在少数。看来想让老人长寿，不仅仅是花钱买补药，更重要的是陪在老人身边，时刻照顾老人，这才是老人最需要的。

孔子说过："乐以忘忧，不知老之将至。"可见无忧对人的长寿有很大的作用。综合魏义珍老人的长寿秘诀，不难发现，老人的心态，生活饮食起居习惯，以及儿女的照顾，这些都是很重要的因素。

长寿贴士： 儿女父母齐养生

如何尽到为人子女的责任，如何能够使老年人生活得更好呢？老人和子女都有应该注意的具体事宜，现整理切实可行的方法如下，帮助老年人达到养生的目的。

饮食方面：日常饮食要注意节食，暴食对身体有害无益，俗话说，想要身体安康，就要常带三分饥和寒。晚饭少吃一口，活到九十九。而且想要长寿，就要减少夜来餐。多喝粥是人们经常忽视又不能忽视的养生之道。有道是：世人皆想学长年，不知长年在眼前，我学宛丘平易法，且将食粥致神仙。每天都食少许大米粥，甚益人，足津液。需要提及的是，水果也是必不可少的，苹果、大枣等对身体都很好。

睡眠起居：饮食有节以后，起居就要有常，不妄作劳，故形与神俱，而尽终其天年，度百岁乃去。很多长寿的老人都有好的睡眠习惯，可见长寿之诀，当以睡眠为先。睡能养精气，健脾胃，健骨强筋。有好的睡眠，才能养心静气，才能长命百岁。

心理方面：知足、乐观、清闲。笑一笑，十年少，愁一愁，白了头，笑口常开，青春常在。正所谓一笑百病消。知足常乐，比上不足，比下有余。保持清闲的心态，一日清闲一日仙。

以上这些，老人可以在自己的生活中多加注意，达到长寿的目的。那么作为儿女应该怎么做才能让老人幸福长寿呢？

健康方面：时刻关注老人的健康状况，带老人做定期检查；如果出现不适，及时就医。当老人患病时要悉心照料，亲自帮助老人服药。懂得一些简单的家庭护理知识，让老人可以更舒适地生活。

关心老人：尽可能陪在老人身边，如果不能陪在老人身边就经常探望老人，多与其谈心，了解老人的需求，不要因为工作忙而忽视老人。不要让老人产生精神上的孤独，可以鼓励老人多参加一些社区活动。耐心听老人的唠叨。倾诉心中的喜怒哀乐，是老人心理调节的一种需求。同时老人生活范围变小，关注的事情可能很烦琐，还会斤斤计较，这时要学会"模糊"处理家事。

照顾老人：在衣食住行上满足老人的需求，让老人没有生活上的忧虑。选择舒适的衣料、尽可能舒适的家庭布置。可能有很多家庭因为工作的忙碌而忽视了老人，也有很多家庭因工作等一些原因不能亲自照顾老人，这时就要寻找别的途径来给老人一个舒适舒畅的生活环境，以便让老人可以安度晚年。比如可以委托专职的保健单位聘请专业保健人员做好上门服务，以尽孝道。这样在老人和儿女们的双方面努力下，就能让老人有个满意的晚年，老人们自然就可以长命百岁了。

张祥英：*101*岁

——心态平和看得开，家庭和睦活得长

健康长寿的关键是什么？很多人会想到食疗，也就是吃得好，住得好，那么就能够长命百岁了。其实，这些还不够，心态平和才是健康长寿的关键。中医认为，人共有喜、怒、忧、思、悲、恐、惊七种情志，均是异常的情绪表现，这些情志都可能因为不畅而化作心火，影响我们的健康。所以说养生长寿需要心态平和。

中医古籍《黄帝内经》中说：恬淡虚无，真气从之；精神内守，病安从来。就是说调和情绪，做到心胸坦荡，排除杂念，有一个安闲清静的心态。这样使真气调和顺畅，免疫力增强，就不会生病了。这样也就达到了养生长寿的目的了。张祥英老人之所以能长命百岁，就在于她能保持一个平和的心态，温和、善良、乐观、大度地对待生活。

101 岁的张祥英老人有 3 女 1 儿，孙辈也有十几人，但都在外地。老伴 1994 年去世后，老人就在子女们家轮流住，今年在合肥住了一段时间，日前又回到芜湖的小女儿家住。张祥英老人也是普通的农村妇女，但是老人年轻时却很精明能干，是家里的"一把手"。老人到了九十多岁的时候还闲不住，总是找一些家务活来做。张祥英的大女儿说，老人特别自信，即使到现在也不相信自己老了。除了这些，还有一点也很重要，她的家庭可以说是有长寿史，老人的祖辈也都活了九十多岁。

提起张祥英老人，人们都知道她是一个和蔼善良的人。在街坊邻里们的印象里张祥英一直是一个面带笑容、精神十足的老人。虽然已经年届 100 高龄，但老人依然腰不弯、眼不花、耳不聋，思维清晰，丝毫不

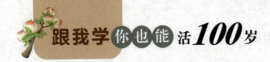

像一个已经百岁的老人。每当有人问及老人有没有什么长寿秘诀，老人总说"没啥子秘诀，我也是吃五谷杂粮。不过就是心里头清净，不想那些乱七八糟的事。"

的确，老人是一个很平和的人，对什么事情都看得很开，从不去奢望一些不切实际的幻想。老人知足常乐，乐天知命，不追求很富余的生活，也不会到处攀比别人，更不喜欢生气，总是很平静地对待周围的人和事，过着平淡却很安详的幸福生活。

老人一辈子还真就是这么回事，不强求不怨天。老人生逢乱世，家境也只是一般农村家庭。从小就跟父母在地里头干农活。直到现在老人也是个闲不住的人，经常会找些家务做做。老人这一辈子也是历经磨难，也许饥饿和战乱过早地使张祥英体会到了生离死别。老人一直能坦然地面对天灾人祸，坦然面对一切，从不抱怨什么，也从不有大喜大悲。她还经常对子女说："吃亏是福。"老人从不斤斤计较，对什么事都特别豁达，想得开，放得下。加上子女们也是特别孝顺，老人一辈子就没怎么生过气。老人常说，人这一辈子难免磕磕碰碰，只有心态平和，看透人世的人才能心情愉悦身心健康。她跟邻里之间也是相处得特别好，有什么磕碰老人也总是相逢一笑大事化小，小事化成邻里之间的默契和体谅。

老人爱听戏，经常晒着太阳听收音机里放的段子，每当这个时候老人就会有着一脸的满足和惬意。老人现在能吃能喝、子女孝顺。自己又豁达开朗，对世事又看得透了淡了。老人的晚年还真是温馨幸福呢。

其实所谓养生长寿也不是什么难事。合理的饮食，适当的运动都是养生的必要措施，但是千万不要忽略家庭这个重要的因素，有一个温馨和谐的家庭，才能拥有一个平和的心态和快乐的生活，这是养生很关键的一步。人心态平和才能真气通畅，四体调和，人体才能达到一个真正的和谐状态。一个家庭的和谐，是家庭成员共同努力的结果，一个巴掌是拍不响的。上了年纪的老人虽然在家中地位很高，但毕竟精力有限，根本无法面对过多的家庭矛盾，这时就主要靠做子女的自己把矛盾处理好，少让老人操心，保证老人心情愉悦。家庭和睦，烦心事就少，对外界不良因素的抵抗能力也就越强，大病小病离我们会越来越远。身心都和谐顺畅了，所谓的养生长寿自然也就不成问题了。

长寿贴士：如何解决家庭矛盾，塑造和谐家庭氛围

虽然家庭是最温暖的地方，但也免不了会有小矛盾，需要我们及时发现、妥善化解，才能保持家庭成员间的和睦，下边介绍一些解决家庭矛盾的方法：

1. 解决家庭矛盾需要我们心中有爱。以血缘维系的家庭成员是我们最近最亲的人，彼此间有着血浓于水的关系。在遇到纷争的时候千万不要让愤怒占了上风，摒弃了对家人的爱，父母子女，兄弟姐妹之间要始终保持互相关爱，互相帮助，即使有纷争有矛盾，只要我们保持亲人之间至真至纯的爱，这份感情一定能化解彼此之间的小摩擦。

2. 解决家庭矛盾不能一味地忍让和迁就。有些人一旦家庭出现矛盾总是一味地忍让、迁就对方，希望以此来化解矛盾。殊不知有时候不但解决不了矛盾反而可能造成更大的问题，对方非但没有认识到自己的错误，反而觉得自己非常正确从而得寸进尺。的确一方谦让表面上看不吵不闹似乎可以相安无事，其实矛盾并没有得到解决。时间久了一旦问题积攒多了，必然使矛盾激化，出现无法收拾的局面。作为一直坚持"和"为贵的一方，心里必然承受着巨大的压力和痛苦，长此下去，容易造成心理疾病，不仅会给身体带来巨大的损害，而且还会影响到工作和家庭的其他成员。

3. 解决家庭矛盾的惟一办法在于交流。家庭成员之间的矛盾基本都不是什么不可调和的原则问题，一般都是什么谁浪费奢侈，谁懒惰不爱做家务等琐事。这些鸡毛蒜皮的小事为什么不能心平气和地静下心来交流一下？一家人有什么大不了的问题不能解决呢？家庭矛盾要在不断出现中及

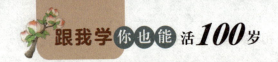

时弥合，千万不可积攒太多。我们在交流的时候要讲究方式方法，首先需要双方都冷静交流，可以采取一些迂回的办法来达到预想的效果。尤其是晚辈和长辈意见不一致的时候，这时候即使明显是长辈的不对，但作为晚辈也不好直说，最好采取些迂回的办法更容易让对方接受。

4. 解决家庭矛盾需要保持一个宽容的心态。我们要宽容对待家人的错误，人非圣贤，孰能无过？谁都不是完人，谁都有可能犯这样或那样的错误。如果能够做到严于律己，宽以待人，家庭成员之间就会减少很多不必要的矛盾。家庭成员中每个人都有自己的长处，你在这方面能力强，他可能在另一方面比你强。以一个宽容的心态对待家里人，对待家里的事物就容易看开所有的问题，矛盾也就相对少得多。

对待家庭问题，我们必须端正心态，以和为贵，心平气和，冷静宽容。只有适时地消除、解决家庭矛盾，才能使我们的家庭生活更加和睦、幸福。

幸福是简单乐
淡的却又是做画
隽永的　周芳

王淑梅：*103*岁

——有个好儿媳，俺能活百岁

　　幸福美满的生活是健康长寿的一个重要保证。只有家庭关系融合我们才能过上舒心平和的日子，快乐工作，快乐生活，拥有一份快乐的心情和健康的体魄。可见家庭关系与我们的健康有着密切的联系。

　　中国还有句老俗话：家和万事兴。家庭幸福，亲人和睦不仅能令我们保持一个好的心态，更能令我们在需要的时刻得到支持。对亲情我们都有本能的需求，每个人都需要亲情，都需要亲人，尤其是到了老年更需要家人的关怀和照顾。家住大连的王淑梅老人能够颐养天年最大的功臣就是她的儿媳妇。

　　王淑梅老人居住在大连开发区得胜镇江家村，今年已经 103 岁。虽然活到了旁人羡煞的年纪，但是老人却常年患病，需人照料，现在生活起居全部由儿媳葛淑荣照顾。两人相处融洽，情同母女。

　　王淑梅老人的命运很坎坷，由于身体有病，她二十多年生活不能自理。老人又是幸福的，因为她有一个非常孝顺的儿媳妇，把她这么多年的生活照顾得无微不至。老人的儿媳妇葛淑荣是从 1964 年从满家滩镇嫁过来的。自出嫁的第一天起，葛淑荣就牢牢记住母亲的教诲：孝敬公婆。而且她也确实做到了，葛淑荣的孝顺在当地也有口皆碑。

　　葛淑荣的命也很苦，1974 年，葛淑荣的丈夫因病去世，撇下年幼的孩子和患病的婆婆。抚养孩子、照顾老人的生活重担完全落在葛淑荣一个人的肩上。葛淑荣没有抱怨命运的不公，而是毅然决然地担负起了生活的重担。她独自种了十几亩地，家里鸡鸭成群、肥猪满圈，家庭生活没有因

155

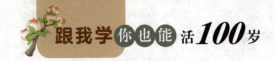

为丈夫的去世而萧条，相反，因为葛淑荣的努力，家里的日子过得比以前还要红火。为此，葛淑荣的双腿也累得无法长时间行走。这还不算，更大的生活压力袭向了葛淑荣，在日子稍微好点的时候，王淑梅老人的眼睛又因白内障失明，葛淑荣的生活负担就更重了。为了减轻儿媳的负担，王淑梅老人曾多次提出希望儿媳再找个人家儿，自己搬到敬老院去住。但葛淑荣至今也没有这么做。

王淑梅老人在 2010 年 9 月，因病无法行走，吃喝拉撒等一切生活起居完全靠葛淑荣料理。葛淑荣的两个儿子想减轻母亲的负担，把奶奶接回家住，但被葛淑荣拒绝了，她说她要什么事都不让婆婆操心，伺候婆婆到最后。葛淑荣的这份孝心感动了很多人，去年，她被授予开发区"好儿媳"的荣誉称号。

正是有了葛淑荣对王淑梅老人无微不至的照料，才使老人心情舒畅，生活幸福，安享晚年。对此，王淑梅老人一直心怀感激，对这个堪比女儿的儿媳妇满意得不得了，她逢人就说：有个好儿媳，俺能活百岁。

可想而知，王淑梅老太太的长寿秘诀就是家有好儿媳。的确，有了一个这么孝顺贤惠的好儿媳天天尽心尽力地照顾老人，长寿之神就理所当然地垂青于王老太太了。

婆媳关系融洽的老年人，寿命会比婆媳关系不好的老年人高，这是很有道理的。老年人需要子女给予更多的关爱，不仅是身体上的更是心理上的。儿子、媳妇孝顺，老人的生活就更容易获得满足，物质上的和精神上的满足得到了，自然身心愉悦，对于生命就更有热情，对于疾病的耐受能力就自然加强了。再加上孝顺儿女的悉心照料，长寿福泽自然来。

长寿贴士：婆媳相处之道

婆媳相处得好与不好，关系到一个家的安宁，也关系到老人的晚年人生能否健康幸福，下面我们介绍一些婆媳相处的办法：

1. 谦让。百善孝为先，孝敬老人是我们中华民族的传统美德，可许多媳妇在和婆婆的相处过程中常常会忽视这点，而婆婆也时常拿出长辈的威严打压媳妇，双方总是想要压过对方。其实，"退一步海阔天空"的道理最适用于婆媳之间。因为很多婆婆正是在潜意识里把儿媳妇当成了"挑战者"，才变得敏感，才会斤斤计较，步步相逼。所以，大多数时候只要媳妇适度谦让就会发现，当只退了半步的时候，婆婆已经退了一步。

2. 理解。理解是人与人之间和谐相处的关键。只有试着多站在对方的角度考虑问题，才能真正理解对方，进而能够包容对方，最大限度地减少误解和伤害。尤其是婆媳之间，更应该考虑对方的立场，试着想象一个妻子的需要，一个母亲的需要，彼此顾及对方和那个夹在中间的男人，而非只考虑自己的立场。只有尊重互相的角色才能将心比心设身处地地为对方着想，减少过分的要求和苛责，从而避免矛盾，和谐相处。

3. 尊敬。人们能够建立起感情，互相尊重必不可少。婆媳之间尤其如此。很多婆媳大战其实都未必是不可调和的大问题，也许正是平时之间一些小事情上不注意伤了对方的颜面，进而产生摩擦后不及时解决反而处处针锋相对激化矛盾。作为媳妇，必须把婆婆当做一个尊敬的长辈，做到恭顺孝敬，而作为婆婆也应该拿出长者的风范，关怀理解小辈，而不是处处刁难苛责。双方互相尊重，彼此宽容，友好的婆媳关系也不难建立。

4. 智慧。婆媳之间的相处是一门很深的学问。两个完全不认识的女人因为同一个男人突然间生活到了一起，成了一家人，马上就相互喜欢、相互习惯是不可能的。这时候需要耐心，也需要一点点智慧。多聊聊天，多了解彼此的喜好，媳妇再有技巧地"投其所好"，一定会使其婆婆心中的地位迅速提升。而作为长辈，婆婆也不要时常以一副至高无上的姿态凌驾于媳妇之上，委婉含蓄的意见好过训斥苛责。另外，对于刁钻或者严肃的婆婆，幽默比硬抗的效果更好，用幽默的话语对付她的"弦外之音"或者跟她开些孩子气的玩笑，能使你们的关系缓和很多，还能帮助婆媳把你们的关系也看得轻松一些，这些智慧也许就是"以柔克刚"的"柔"吧。

毛瑞清：103岁

——毛家"孝子"匾额

人们如果能够保证心情愉悦，就能进入一个和谐健康的精神状态，这对于我们的心理和身体都有很好的作用。可以使我们人体保持一个平衡的状态，各项器官正常运转，生病的概率自然就降低了很多，长寿的可能性则大大增加。

的确，长寿有时候不需要什么灵丹妙药，也不需要什么先进医疗，可能孝顺的儿女、和睦的家庭就是最有用的法宝。父慈子孝，兄友弟恭，夫妻和睦，我们在一个和谐的家庭中自然心气顺，情绪好，身体健康就不是什么难事，长寿也更容易实现。103岁的长寿老人毛瑞清就是靠着孝顺的儿女、媳妇儿才得以安然度过百年岁月、尽享天伦的。

毛瑞清老人是历经了许多大时代的老人，见证了中国的百年沧桑。老人现在居住在彭山县观音镇陈家村10社。老人现今已经103岁了，身体依然硬朗，精神也很好。

毛瑞清老人坚持劳动，而且很会玩。一年四季，他都要参加劳动，打麦子、收谷子就像家常便饭，地里种菜、浇菜、除草就像是他的"责任"。老人还天天坐在自家院子搓草绳，搓草绳并不是为了打发时间。老人的儿媳妇姜秀英说，老人是把这个当工作来对待的。草绳是打草包用的材料，有人专门来订货。老人一天可以搓几百米草绳，大约挣20元。如果有人找老人玩纸牌游戏，老人也会放下手里的活，边走边清理身上粘的稻草。

提起老人的长寿秘诀，离不开家里孝顺的儿孙们。一大家子人生活在一起，却很少有磕磕绊绊。家里孩子们个个孝顺，亲人之间互相关爱，互相体量，营造了一个很好的家庭氛围。老人常说，多亏了孝顺的孩子们对他细心地照顾他才活了这么一大把年纪。说起儿孙，老人总是一脸的自豪。

毛瑞清老人待人接物很宽容，有一次老人在树阴下和几个老年人一起玩牌，有人怪毛大爷出错了牌，接着就几个人嚷嚷起来。好脾气的毛瑞清却什么也没有说，缓缓地站起来，转身走了。"退后一步天地宽"，这是老人常挂在嘴边的一句话。的确，毛瑞清老人是个与世无争的人，村主任李朝建当了 30 年村干部，没有到他们家解决过一次纠纷。

毛瑞清老人是个重情义的人。百年生命时光中，毛瑞清老人印象最深的是 20 世纪 40 年代，保长让大家捐钱捐物，说是买枪打土匪。毛家当时存 50 担谷子，却认捐了 100 担，家里谁也没有提出异议。虽然为此毛家陷入困境，但是毛瑞清老人却从不觉得吃亏，也从不居功，他说这是应该的。

毛瑞清老人从不挑食，做什么饭都吃得很香。老人的作息时间很合理，睡眠质量很高，而且很有规律。这对身体健康也有很大的作用。

老人的儿子们孝顺，儿媳妇们也都特别孝顺，县里的长寿办了解情况后，给毛家送来了一块匾，上面写着"孝子"二字，表扬毛家子孙对老人的敬养之道。老人是个很低调的人，原本在院子里搓草绳的他一听见锣鼓声便进了屋。大家让他出来接匾，他不愿意。最后还是毛家媳妇出来代表全家收下的。

老人说坚持劳动和玩耍，既能锻炼身体也能锻炼大脑。只要肯锻炼，要长寿的目标肯定会实现。他自己就是这么走来的，自己勤勤恳恳，对孩子慈祥可亲，在儿女的孝敬中安然度过了百年人生。

毛瑞清老人的故事告诉我们要想长寿，除了靠自己，还得靠儿女，靠家庭。

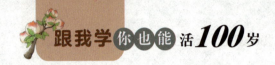

只有亲人间相互关爱，家庭和睦，有一个良好的家庭环境，才可以使自己心情愉快，才可以在需要的时候得到照顾，才可以迎来一个快乐放心的晚年。

研究发现：在一个关系和谐的家庭中生活的老年人，相对于一个在不和谐的家庭中生活的老年人寿命要更长一些。由此我们可以发现家庭氛围也是我们能否健康长寿的一个影响因素。为人子女对长辈多些感恩和照顾，为人父母对子女多些宽容和理解，努力传递孝悌观念，并身体力行，为今后的自己营造一个良好的家庭环境，为我们共同的生命积淀百年的岁月。

长寿贴士：家庭相处法

作为家庭的一分子，我们有自己的身份，父母子女兄弟，和谐相处需要我们尽到本分，扮演好自己的角色，下面我们看看如何尽到责任，促进家庭和谐。

作为子女：我们应该试着多理解父母，明白他们做的一切出发点都是为了我们好，为了让我们有一个更好的人生，他们是从苦日子过来的，所以才不想要我们受苦，这也是爱子女的一种形式。作为子女其实不一定要做很多，常回家看看，给父母及时送上关爱与呵护，这是对老人最大的安慰。另外，还要懂得自立，让他们以你为骄傲，只有子女过得好，父母才能真正放心。

为人父母：不要让自己的权威凌驾于子女之上，试着与他们平等沟通，民主交流。爱孩子要讲究方式，切忌简单粗暴，作为子女也应该受到应有的尊重。切不可以爱的名义去抹杀子女的发言权，肆意干预他们的人生，剥夺他们的自由。另外，要尽力保持一个良好的精神状态和身体素质，使子女少操心。

具体做法如下：

1. 换位思考。设身处地地站在对方立场看问题，这是和睦相处化解纠纷的关键。一个人太过自我的话是无法融入集体的，即使是在亲近的家人中也难免会有磕绊，如果老是特别自私不顾及别人的话，总会有令人受不了的时候。

2. 注意聆听。在与家人的交流过程中最忌讳的就是以自我为中心，一个人滔滔不绝，完全不给对方发言的机会。既不倾听又不接受对方的观点的人很容易破坏交流，还令人讨厌。只有倾听对方的话才能顺畅沟通，及时解决问题。

3. 保持冷静。在与家人交流的时候，尤其是意见有分歧的状态下，更要保持冷静，要想改变一个人的思想或者让一个人接受一个不同的观点都是非常难的，所以必须要保持一颗平淡的心。否则，很有可能因为你的气势而让别人心生厌恶。

在家人相处中，应该以爱为支撑，以理解为宗旨，以信任为基础，相互关心，相互尊重，共同营造一个和谐的家。

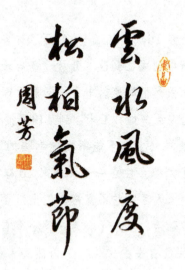

杨启珍：*104* 岁

——温馨家庭，就是长寿的源头

家庭因素是我们能够健康长寿的一个重要因素之一。温馨的家庭环境和和谐的人际关系对我们平时生活工作很重要，同时也对健康有很好的辅助作用。

家庭关系和谐，不仅使我们心情舒畅，还能在饮食起居方面得到亲人的照顾，在身体患病的时候得到贴心的护理和照顾，更能享受心灵上的安慰和依靠，尤其是不能自理的老年人，这对他们的健康有莫大的帮助。家住樊王山镇千丘榜村的杨启珍老人就是因为家庭温馨，心情顺畅才活到了104岁这个令人羡慕的年纪。

杨启珍老人已经104岁了。老人经历了许多磨难，从封建社会时期到新中国成立，从新中国成立到改革开放。杨启珍老人虽然如此高龄，除了听力不好外，身体依然很健康。老人生活能自理，不仅如此，老人还能帮着家里做些简单的农活，如种玉米、到菜园里摘菜、扫地、洗衣服等。

说到老人的长寿法宝，不能不提她幸福的家庭。老人的老伴去世多年，她现在和儿子刘德金住在一起，全家10口人四世同堂，最小的曾孙都已二十多岁。一家人尽管并不富裕，但生活得其乐融融，幸福安乐。家人之间相处得非常融洽，从来不会为一件小事有不同意见而发生口角。虽然老人年岁已高且没有多少文化，但仍然经常教育家庭成员间要互相尊敬，说话和气，态度和蔼，要理解和宽容别人。

老人很热情好客，她喜欢与邻居交谈聊天。经常和附近几位老人聚在一起摆龙门阵，谈到高兴时还哈哈大笑。老人很大方，有时还拿出孙子、曾孙子们带来的营养品、保健品与老人们共同分享。儿女们也很支持老太太，尽可能满足她的生活所需，常常买好多吃的招待老人的客人，这让老人很有面子。她还不时串串门，了解周围邻居的家里情况，别人困难时常常叫家人去帮助他们。

年轻时的老人日出而作，日落而息，长期从事农业生产，保持着良好的生活习惯。农闲时喜欢绣花等针线活。劳动张弛适度，生活富有规律，她的身体一直都非常硬朗。而且她只有一儿一女，没有为子女生活透支劳力。老人因为很少看电视，至今保持着良好视力，可以慢慢地穿针引线，偶尔做做针线活。

老人的饮食起居很有规律。现在虽然已是百岁高龄，她仍然保持早晨七八点钟起床，自己洗漱，再把屋子打扫干净，并时常到菜园里摘摘菜，然后煮煮饭，中午休息一会儿，下午做一点如掰玉米等简单的农活，晚上9点准时睡觉。在饮食方面，老人喜欢喝新鲜的茶，能饮少量的酒，偶尔也食用生鸡蛋，从不挑食，每顿还能食用2两米饭，两三块肉。老人十分讲究卫生，手帕、毛巾、洗脸盆、洗澡桶都是自己单独用，每天的衣服也总是自己清洗。

老人的生活环境很秀美，四合村位于夔王山镇南面，周围山清水秀，林葱木茂，溪流纵横，阡陌交通，空气格外清新。这里远离城镇，整个村子以农业生产为主，宁静而不喧嚣，祥和而不嘈杂。与杨启珍老人临近的住户中，70岁以上的老人就有八九个，他们都非常健康，生产和劳动间互相帮助，友好地往来，快乐地生活着。这么优美的生活环境，也是老人能长命百岁的主要原因之一吧。

杨启珍老人就是靠着家庭的力量才走过了百年的风风雨雨，迎来幸福安康的晚年。我们应该努力营造一个和谐的家庭氛围，用心地与家人相处，互相体量，互相迁就，让亲情成为我们长寿的功臣吧。

调查显示：和谐的家庭环境中不易产生有精神问题的成员。那是因为彼此间顺畅的沟通和浓郁的亲情使得家人间彼此愉快，没有压力和冲突，不会造成心理方面的烦恼。另外，有了其他的烦恼也更容易及时地倾诉和宣泄，不会积攒过多的不良情绪，心情好，身体素质自然就好。

长寿贴士：家庭和谐法

家庭和谐对每个家庭成员的身心健康都具有很重要的作用，怎样做才能使得家人相处和谐呢，下面这些方法可以帮我们建立一个和谐的家庭：

1．宽容忍让，家和万事兴。和谐的家庭环境需要我们每个人来塑造，只有充分考虑到家人的利益，做到谦让、包容，才能减少摩擦和矛盾，营造一个良好的家庭氛围。

2．支持、谅解最重要。家人是这个世界上最亲最近的人，更需要彼此扶持，彼此依靠。我们应该对家庭成员多些支持和理解，在彼此需要的时候成为最能倚靠的力量。

3．控制自己，避免争吵。在与人相处的过程中免不了会有发生分歧的时候，家人之间也是一样。在遇到摩擦的时候，最好最有效的办法就是控制自己的脾气，冷静处理矛盾，避免火上浇油和无谓的争吵。

4．以和为贵，适度妥协。家是最应该充满关爱的地方，家人之间更要坚持和睦相处的原则。在和家人的相处中有时候适度的妥协并不代表没有原则，反而会使结果更美好，亲情更牢固。

5．避其锋芒，妥善化解。在家庭成员发生矛盾的时候，应该有人适当劝解，先把双方火气降下来，等冷静后再解决。另外，处理家庭内部矛盾不可有失偏颇，尽力做到公正。

6．夫妻信任，沟通全家。夫妻间的关系在一个家庭中十分重要，是家庭关系的主体。夫妻间应防止不必要的猜疑给家庭带来的不良影响。另外，夫妻双方都要对家庭成员充满爱心，切实履行责任，家庭一定能和睦幸福。

家庭成员间最重要的还是理解，不要只是单纯地顾及自己，一味地索取爱，多奉献多爱你的家人才能和睦友爱地相处。

杨彩珍：*100*岁

——为自己长寿创造和谐生活

和谐生活是幸福的源泉，同时也是健康的保证。因为生活和谐能减少很多烦恼，有助于我们保持愉快的心境，有利于心理健康和身体健康。

实验表明：生活安排得妥当的人也是能够生活安乐的人，这些人大多数人际关系和谐，工作也顺利，而且患病的概率低于常人。拥有和谐的生活，工作休息张弛有度，人际交往通达顺畅，心态情绪积极乐观，身体素质也就相应地好很多。广西的百岁老人杨彩珍之所以安享晚年就是因为有了美满和谐的生活。

杨彩珍老人现居住在广西巴马瑶族自治县，今年已经 100 岁了。听力有些不好，但身体还算硬朗。杨彩珍老人虽然由于风湿，腿脚有点不太灵便，但还是不妨碍出行，她常撑一根拐杖四处活动。她生活幸福安乐，精神头很好，是个十分快乐的百岁老太太。

说到长寿秘诀，老人认为自己的儿孙功不可没。老人生活在一个儿孙孝顺的和睦大家庭，一家人相亲相爱，十分愉快。老人共生育了 6 个孩子，现在已是五世同堂。老人的四儿子陈听海家里条件比较好一些，所以就把老人接过来一起生活，能够衣食无忧。正因为如此，她长期保持乐观开朗的心态，这也是老人能活到一百多岁最重要的原因。

杨彩珍老人喜欢看电视。虽然老人听力不好但对看电视还是有极大的乐趣。老人很乐观，常常能够自得其乐，生活过得有滋有味，十分和谐。即使是一个人坐着，老太太也是笑眯眯的样子。要赶上有人陪她聊天，她

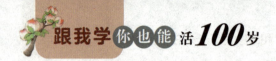

的话就更多了。老人一辈子都很乐观，性格很开朗，不爱生气，没有多少想不开的愁事。

除了跟家人相处得好外，跟其他街坊邻居的关系也是十分和谐的，"远亲不如近邻"这句俗话在杨彩珍家里得到了深刻的体现。她与邻居常在一起唠嗑，没事的时候一起溜达溜达，好不乐呵，大家相处得就像家人一样，社会关系和谐自然生活烦恼少很多。

杨彩珍老人特别勤劳，家里人不让她干活，但是她却经常做一些力所能及的事情，生活上很少需要别人照顾。老人的饮食起居很有规律，主食过去是玉米粥，现在大米粥多了一些，副食主要以青菜为主。老人有时一顿饭也能吃一碗肉。老人的睡眠很充足，每天晚上8点睡觉，早上8点起床，中午一般不睡午觉。

老人的儿子陈进超介绍，老人长寿除了上述因素外，还与当地独特的水、空气等自然环境密不可分。能够与自然和谐相处，老人的身体得益不少。的确巴马的老人几乎都是在耗竭生命能量后辞世的，很少有病逝的，杨彩珍也会是一位这样的有福老人。

杨彩珍老人对美好的生活心怀感激，正是由于和乐的家庭和孝顺的儿女使她平安走过百岁，度过了一个舒心安康的百年人生。

和谐的生活与我们的身体健康息息相关。有了和谐的生活，就减少了抑郁、愤怒、哀伤等诸多不良情绪，使我们的心理和身体都处在一个平衡的状态，更容易保持身体健康，进而远离疾病。生活幸福心情好，长寿自然不会远。

长寿贴士：和谐生活法

当我们生活不和谐的时候就容易产生不良情绪，心情糟糕时相应地身体机制就不好，下边介绍一些创造和谐生活的方法。

1. 与社会关系和谐。若常面带微笑、多赞美他人，以亲切态度与别人和谐相处，人际关系自然会逐渐改善，从此人生也变得不那么寂寞、孤独，而且处处有人相伴共度人生岁月。

2. 与家人关系和谐。与家人相处，要做到尊重、包容、理解、信任、关爱、忍让，和谐的家庭关系自然会来临。

3. 与朋友关系和谐。与朋友相处，真诚必不可少。共同的兴趣爱好是友谊的前提，而彼此相互帮助和关怀是友谊的纽带，而尊重则是长久友谊必不可少的保证。

4. 与自然关系和谐。与自然相处，要尊重自然，爱护自然，保护自然，在与自然亲近的过程中能很好地滋养身心，天人合一的境界是养生的佳境。

5. 自我身心和谐。自我身心和谐对一个人的人生也必不可少，只有身体和心理都处在一个平衡的状态才能保持健康，进而创造和谐的人生。

和谐的生活还要处理好以上各个关系的平衡，达到多方面的协调，才能使我们的人生走向和谐幸福。

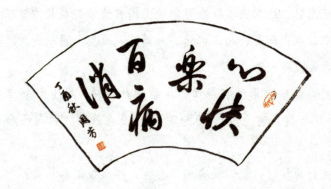

张木成：*101*岁，徐东英：*102*岁

——夫妻一起活百岁，恩爱就是真道理

　　一个人要追求长寿的百岁人生可能会很困难，要是有一个亲密爱人跟你一起携手，相互依靠，共同向着百岁人生迈进呢？

　　家庭和睦是健康的一个重要原因，而夫妻关系和谐更是其中最关键的因素。一对夫妻彼此恩爱，自是家庭和乐，百事安顺，长寿的追求就容易许多。夫妻双方相互扶植，相互激励，生活习惯和为人处世的方式也会在潜移默化中影响自己的另一半，好的养生习惯和理念自是容易养成，对长寿自是有百利而无一害。长寿的老人很多，长寿的夫妻却不多见，上海的一对夫妻张木成和徐东英就双双度过了百年岁月。

　　在浦东金桥古镇上小河边的一间百年老房子里，住着上海惟一一对百岁人瑞夫妇——101岁的张木成和102岁的徐东英，而且他们将迎来80年结婚纪念日。这对夫妻很有可能是上海目前婚龄最长的健在夫妇，他们几十年来，风雨同舟，相濡以沫，一同跨入百岁，携手走过风风雨雨，是人人羡慕的长寿夫妻。

　　这对夫妻的生活很有规律，生物钟都一样。早上六七点起床，中午11点半吃午饭，晚上5点30分晚饭，19点就寝。两人还都喜欢用手梳理头发，按摩头皮。

　　说到长寿秘诀，他们没有刻意养生，不过他们都认为：学会吃亏，抛开不开心的事情是很重要的。说到恩爱的方法，徐老太太说，两人一个爱动，一个爱静，性格互补，而且都有乐观的生活态度。老先生则说，夫妻

相处之道就是：吃亏就是占便宜。在漫长的相处日子里总会有意见不统一的时候，但是两个人吵架甚少，有不开心的事情马上就能忘掉。

这对百岁夫妻过着很平淡又很幸福的生活。虽然家里的家具陈旧，泛黄的老式碗橱，两把老式柳条椅，一张吱嘎吱嘎响的床，还有老式的木马桶。但是他们却并不在意。三张老夫妻的合影照摆放在最醒目的位置。在他们身上我们切切实实地了解到什么是"执子之手，与子偕老"。

张木成头发乌黑，看上去仅80岁的样子。没有拐杖，也没有蹒跚的步履。张木成的小儿媳说老夫妻俩没有高血压、糖尿病等任何慢性病，俩人体力都很好。这跟老先生的工作也不无关系，老先生原来是开药店的，很会养生。每年冬天都会自己开个膏方单子吃膏方，平时吃点人参补药、蛋白质粉、钙片。老人平时以喝粥为主。他们都不挑食，荤素都吃，喜欢吃肉、糯米。老太太一顿可以吃8个汤圆，粽子也可以吃2个，特别喜欢小馄饨。

101岁的张木成对结婚纪念日记得很清晰，二老虽然不会大肆庆祝，但总是会有意料不到的小惊喜。老人有8个孩子，5个儿子，3个女儿。他们也是老人感情的调和剂。进入高龄后，徐东英的双眼得了严重白内障，而老先生的听力有所下降，老太太是老伴的耳朵，老先生则是老伴的眼睛。老夫妻喜欢在一起看电视，听评弹。要么两个人安静地躺在床上说说话养养神，要么手牵手地出去溜达。

浦东新区浦兴路街道老龄干部张喆峰说上海有很多长寿百岁老人，但很多是独居老人。男人独居生活自理能力比较差，而女人会感到很孤独。像徐东英和张木成这么幸运的简直百年不遇。的确，一对夫妻相依相伴过百岁，夫复何求？

互敬互爱才能家庭和睦，徐东英和张木成这对人瑞夫妻就给我们树立了很好的榜样。一对夫妻，相互理解，相互宽容，相互关爱，携手百岁就指日可待。

可是又有几对夫妻能够举案齐眉爱到天荒地老呢？夫妻感情破裂的比比皆是，那是没有正确处理夫妻间的情感分歧，或者彼此缺乏沟通和信任。这样不仅会导致家庭生活出现裂痕，更会产生很多阻碍健康的诸多疾病，对于这些问题我们需要及时关注，防患于未然。

长寿贴士：和睦夫妻健康多

修身齐家是人生的必修课，对我们的养生也很有帮助。治家之道如同治军从政一样，大有学问，值得终身学习实践，现介绍如下有助于夫妻和睦相处的方法：

1. 相互关爱。只有彼此间存在真诚的爱意，才会走到一起，携手建立美好的家庭。只有有了爱，才能化解一切，彼此担待，彼此关怀。

2. 共同志趣。很难想象一对没有共同志趣的人能长年累月在一起。要么是鸡飞狗跳，要么是冷战不断。只有有着类似的人生观、价值观和兴趣的夫妻，才能有共同的话题和沟通的渴望。

3. 沟通和信任。对于在生活中出现的一些小矛盾，不仅是夫妻之间，与其他家庭成员也要及时沟通，大家共同找出解决办法，及时解决，不要使矛盾激化。同时要努力增加彼此的信任度，对对方的目的和动机报以善意的猜测，不要胡乱猜忌。

4. 宽容和理解。任何人都有可能会出现不对拍的时候，再亲再近的人也不例外，这时候需要我们最大限度地宽容对方。

在共同的生活当中，我们应该从细节上处处关怀家人，注意忍让，注意包容，多为家人着想，切忌自私冷漠。只有互相体量才能使得家庭和睦，心情愉悦，进而增进健康。

保持运动，心态平和
勤劳节俭，助人为乐

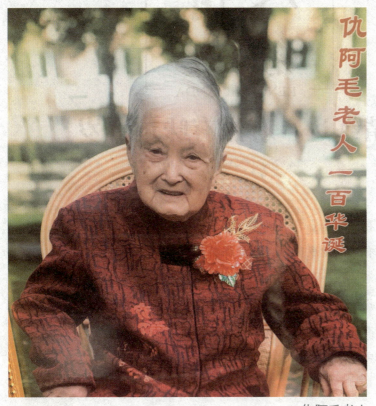

仇阿毛老人一百华诞

仇阿毛老人

　　这是仇阿毛老人百岁生日时的照片，老人精神状态看上去非常好。老人儿子说现在已经104岁的老妈长寿的秘诀是十六个字：保持运动，心态平和；勤劳节俭，助人为乐。

第七章

人情
练达

RENQINGLIANDA

人情练达，有滋有味过百岁

　　要想长寿，除了要与危害身心健康的不良因素决裂外，还要增加对身心有益的健康因素，从而保持健康，延长寿命，内容丰富的精彩生活就是一个很好的长寿法宝。有幸福感的人，大多数为人豁达，热情开朗，更容易保持心情愉悦，生活快乐，每天被温暖的笑容围绕，日子有滋有味，疾病烦恼自然远离，百岁的愿望也自然容易实现。

赵许来：100岁

——热心肠，造就百岁老寿星

道家讲"善能生阳"，就是说善良、为善能增强人体的阳气。而善良的人更容易保持一副热心肠，真心实意地帮助别人，同时，也使自己获得了快乐，更加有益身心。

热心肠就是乐于帮助别人，它不仅可以使别人烦恼消失，自己心情愉快，更能使自己保持健康。因为善能生阳，阳气足则精气神足，则脏腑功能好，身体自然倍儿棒！人体有两个脏腑必须时刻保持较高的温度，那就是小肠和心，心要鼓动气血，小肠要消化食物，温度太低它们就没法工作。热心肠的人阳气足，而阳气是维持生命、维护身心健康最重要的东西。对老年人来说，补阳气更为重要。因为阳气是会随着人年龄的增长、人体的衰老而下降的，老年人最缺的就是阳气，而赵许来老人做善事就是在不断地补充自身的阳气，他的身体能不好吗？帮助别人，快乐自己，助人者其实是在自助，赵许来老人就是个很好的榜样。

说起陈仓区钓渭镇西崖村的赵许来老人，村里人都会竖起大拇指，"这个老汉不简单，活了100岁了，还能帮别人磨剪刀。"确实，赵许来老人是个热心肠的人，已经100岁了磨剪刀的手艺却没荒废，经常提个凳子去村子里给别人磨剪刀，难怪当人们说起赵许来老人都是赞叹的口气。

如此年迈的老人却有着堪比年轻人的活力与朝气，这让我们刮目相看之余，更是好奇老人到底是用什么灵丹妙药才拥有如此良好的身体素质呢？对此老人及其家人却表示在衣食住行等方面没有丝毫特别之处，从赵许来老人的儿子赵栓录那里我们知道，老人每天早上5点多起床去锻炼，7点吃早饭，生活规律，不爱挑食，没有特意注重养生，非要找个长寿的

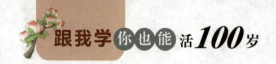

理由的话，惟一的法宝就是老人有一副热心肠，喜欢助人为乐。

赵许来老人是个特别热心肠的人。他不仅经常给别人义务磨剪刀，而且看到谁家有困难都主动上前询问，并且提供帮助。比如，看到张大娘家正在搬东西，他就叫自己的儿子去帮忙搬；看到有的村民家里闹矛盾，他就主动去那家劝和，而且每次都能让人们心平气和地听他劝，并且和好；看到村里的大龄青年还没媳妇，老人就会让自己的儿媳帮忙留意着好姑娘。只要提起赵许来老人，村里人都会说他是个热心肠的人。

赵许来老人每天都要出去锻炼，"不出去活动，血脉都僵住了！"这是老人挂在嘴边的一句口头禅，并且坚决地执行着。老人还把帮助别人纳入锻炼的行程，他认为帮别人做一些力所能及的事情，既是解了他人之困，又使自己的身体得到锻炼，何乐不为呢？或许老人的长寿和他良好的心态，与经常参加锻炼是分不开的，多帮助别人心情会好，多做运动锻炼身体会棒，这对于老人的身心健康是极为有益的。但是这不是一朝一夕就能完成的，它需要的是日复一日的坚持。

赵许来老人生性乐于助人，心气宽，不计较。他总是在热心帮助别人，谁家有困难都愿意搭把手。亲戚朋友街坊邻居都夸他性情善良，是个好人。正是由于这份热心肠，老人与谁都相处融洽，自己也是整天乐呵呵的。再加上他的生活很有规律，早睡早起，饭量很好，良好的作息和适度的锻炼，才使得老人创造了百岁传奇。

赵许来老人的事迹给我们的启发是：拥有一副热心肠也可以造就百岁寿星。中国文化和中医是一脉相承的。我们把为善、做善事儿的人称作"热心肠"，因为我们的小肠属阳（腑属阳），心虽然属阴（脏属阴），但心属火，又位于上焦，所以心是"阳中之阳"。由此可见，心肠（包括大肠）都是阳。本身是阳了，又加上做善事"生阳"，那人的阳气不就更足了吗？并且在经络上，心经和小肠相表里，两者可以互相作用，互相影响，互相"温暖"。

我们每个人都应该有一副热心肠，这不仅是帮助别人，更多的是帮助自己。很多时候，快乐和幸福离我们只有一层纸的距离，但对许多人来说，却犹如攀登珠穆朗玛峰。如果我们都能在必要的时候多伸一下手，多弯一下腰，多走几步路，就等于是越过了自己的"心灵珠峰"！并且还能使自己的身体健康，岂不是两全其美？

长寿贴士：怎样保持一副热心肠

　　热心肠是一种做人不可或缺的品质，我们的社会需要热心肠，我们的健康也需要热心肠。俗话说得好："一个篱笆三个桩，一个好汉三个帮。"在这个世界上最需要的就是有爱心和乐于助人的可贵精神。下面我们来看看怎样才能保持一副热心肠。

　　1. 明确人是一个集体。我们生活在一个世界中，都是社会人，谁都不能离开他人而独立存在。我们生活在这个世界上是需要互相帮助的，今天我有困难你帮助我，明天你有困难我帮助你，这样我们的生活才会变得更加和谐、温馨。正如一首歌曲所唱的那样："为了大家都幸福，世界需要热心肠！人生的道路多曲折，人生道路又漫长，谁也难免碰到险阻，谁也难免遇到忧伤；只要你我热情相助，懦夫也会变成金刚！"这样才能使每一个人都得到热心的帮助，活得更加幸福美满！

　　2. 助人为乐需坚持。助人为乐是中华民族优良传统之一，在以"和为贵"为基本精神的中国传统伦理文化所体现的道德关系上，有力地维护着绵延数千年的中华民族的和谐统一。我们应该从日常小事上做起，伸出友善的双手及时帮助有需要的人，并且持之以恒长期坚持，把助人养成一种习惯，进而内化成一种品质。的确，做一件好事不难，难的是做一辈子好事。我们需要拿出毅力，弘扬善心，将助人为乐传递下去。只要我们不断坚持，就一定能够培养出一副热心肠，在一个大爱的环境下，就能感到世界的美好，这样就有利于身体健康。

　　3. 常怀感恩回报爱。怀有一颗感恩的心，才能及时地发现善良，发现别人对我们善意的关怀和援助，只有这样才能在生活点滴中回报社会，回报别人。我们都有接受别人帮助的时候，对于别人的帮助，不管是亲人朋友或者陌生人的帮助，都不能看做是理所应当的，应该明白滴水之恩涌泉相报的道理。同时，还应该明白只有自己保持一副热心肠才能在有需要的时候得到同样的对待，当然并不是要怀着接受回报的心情去帮助别人，而是要用真心去关爱别人，将心比心地与人相处。

张九芝：104岁

——与人为善，多朋友多乐趣

在健康长寿的追求中，与人为善，多交朋友也是一个切实可行的好方法。因为朋友可以给予我们很多乐趣，对身心健康的作用也是不容小觑的。

"多个朋友多条路"，这句话我们大家耳熟能详，说的是人熟好办事。其实除了这个，朋友多了还有别的好处，遇到困难了可以找朋友帮忙，遇到心情不好的时候可以找朋友谈心。向朋友倾吐自己的烦恼，可以使心情得到平复，使人保持心理健康。心情的好坏密切关系着生命的进程，历史上由于某种原因导致郁郁寡欢而早夭的事例几乎俯拾即是，因此我们应该保持心理健康，这对身体健康也是很重要的。张九芝老人就深谙此道，因此才快乐健康地走过了百年岁月。

张九芝老人是河南省濮阳市清丰县马村乡高家村人，有一个五世同堂的幸福家庭，现今住在小儿子家。张九芝老人虽然是一个身材瘦小的老太太，但是她的身体却很硬朗。老人平时就注重锻炼，没事就伸伸胳膊和腿，时常拄着拐棍在院里转悠，年逾百岁还面色红润、干净硬朗。

老人每天坚持洗脚，让儿子给她按摩穴位，特别注重养生。她常说要想健康长寿，必须得多些朋友。老人这么说也是这么做的，她的朋友很多，而且年龄跨度大。在与朋友的相处中，老人很重视仪表，老人本身很爱干净，最喜欢穿红色衣服，褔底对襟红色薄棉袄是老人的最爱，而且每件衣服都很干净。

提起老人的长寿秘诀，就是与人为善，广交朋友。张九芝老人是一个很和善的人，在家是温柔的母亲、慈祥的祖母，在外是和蔼的老人，老人从未和邻里乡亲吵过架，拌过嘴。老人经常带吃的给邻里的小孩，小孩们可喜欢这位和蔼的老奶奶了。虽然老人已经104岁了，可她的记忆力特别好，家里五世同堂三十多个人的生日她都能一个一个地说出来，不仅如此，老人连村里上年纪的老人的生日也能记得住。太让人佩服了，老人不仅记忆力好，连针线活也做得特别好，以前村里小孩的棉衣图样都是找张九芝老人剪的，老人的手艺是得到大家的公认的。

老人有次因为善意提醒朋友的缺点而发生不愉快，那位被提醒的人不但不因为老人的好意心怀感激，相反还因此心生怨恨，用很尖酸的话来刺伤老人。可是张九芝老人并没有因此生气，她选择了沉默，选择了宽容，还是一如既往地真心对待那个朋友。后来冷静后自己想通的那个朋友觉得很愧疚，主动前来道歉，一场矛盾就此化解，正是由于老人的宽容才保护了一段友谊。

因为老人为人善良，喜好交流，无论是对孩子、对家人、对朋友都尽心尽力，极尽关怀，所以大家也都很喜欢老人，谁都没有因为年老就疏远她、冷落她，许多朋友都常常来探望她。尤其是老人的孩子们非常孝敬，把老人当母亲伺候，也当朋友关怀。另外，老人的朋友中还有很多小孩子。老人常常会跟孩子们讲故事，做游戏，孩子们也都很愿意和这个老奶奶交朋友，跟这些孩子相处使老人保持了一颗童心，整天都很快乐。

张九芝老人性格豁达开朗，热情随和，从不记仇，而且与人为善，喜欢交朋友，对朋友从来都是热心帮助，竭尽所能。这些品质也是老人健康活到一百多岁的原因之一吧。老人说，现在生活这么好，好人都长寿。祝愿天下好人都能健康长寿！

张九芝老人的事例让我们知道了广交朋友、与人为善对身心健康的重要性，我们要认真对待与朋友相处中遇到的各种问题，真诚友善，既不为非原则的无端琐事而忧虑焦躁，也不为一时得失而牵肠挂肚。

有关专家做过一项试验：让学生们看一部纪录片，影片记录了一位美国女士全身心地帮助去世的朋友抚养孩子，并为之奉献了自己的一生。学生们被她的人格力量所折服，感动得热泪盈眶。研究者对这些学生的唾液进行分析，惊讶地发现，他们的免疫球蛋白A数量比看纪录片前增加了。免疫球蛋白A是一种能防

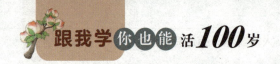

止呼吸道感染的抗体，这说明与人为善帮助朋友所导致的良性心理，能够增强人体免疫力。古人曾说过，"大德者必得其寿。"由此看来与人为善也是健康长寿的必要条件。

长寿贴士：如何多交朋友

一个没有朋友的人，想生活得快乐是很难的。下面我们来看一下如何才能交到更多朋友。

1. 以心换心多交朋友。跟人交朋友得用自己的"心"去换取别人的信任。倘若对人假仁假义、口是心非、当面一套背后一套，甚至口蜜腹剑，这种人就不会多交朋友。比如一个推销员上门搞推销，他推销的首先应该是他自己，然后才是产品。因为顾客在接受了他这个人之后，才会花钱去购买他的产品。交朋友其实也是这个道理。

2. 采取"原则不误，小事马虎"的方针来交朋友。歌德说：一棵树上是很难找到两片形状完全一样的叶子的。的确世界上没有完全相同的人，没有性格脾气、思想观点完全一致的人。对待朋友之间的意见分歧，即使受了冤枉，也要宽宏大度。可通过交换意见来澄清是非，达到和解的目的。

3. 改变自己不好的性格交朋友。一个人如果性情脾气固执，生活习性过于"个性化"，或沉默、内向、木讷寡言等就很难交到朋友。要努力使自己变得开朗起来，多到社会大家庭去锻炼，与人交谈，逐步提高交际能力。这样才可以和任何人打交道，也只有这样才可以认识各种不同的性格，学会为人处世之道，从而适应这个社会。

老年人如果能有几个知心朋友，对身体的健康、情绪的调节有很大好处。老年人退休后，总有一种失落寂寞感，情绪往往很低沉，如能找知心朋友谈谈心，会使这种压抑、焦虑、忧伤的情绪得到宣泄，从而避免了这种低落情绪对身体的影响。对于兴趣爱好相近的朋友，如能常在一起进行些文娱、体育活动，会使老年人感受到生活的勃勃生机，从中体会到"老有所乐"的乐趣。老年人的身体相对来说要差些，如果在身体感到不适或是生病时，能有几个老朋友来探望，并给予安慰和鼓励，可促进身体的早日康复。

李点：*100*岁

——通达事理，一生不与人拌嘴

养生的方法有很多，殊不知性格也是我们能否健康长寿的一个重要因素。养德助人长寿，也就是说道德高尚通情达理能够帮助我们达到养生的目的。的确，长寿的人很多都是品德高尚的人。通情达理的人少生闲气，少惹是非，多交朋友，多点快乐，自是灾病不至，长寿的可能性提高了许多。

唐代名医孙思邈亦说："道德全，不祈善而得福，不求寿而自延，此养生之大旨也。"养生离不开养中和之气。只有明白事理，为人通达，才不至于引起心理问题，进而妨害身心健康。古代《中庸》书中说："喜、怒、哀、乐之未发谓之中，发而皆中节谓之和。中也者，天下之大本也。和也者，天下之大道也。"就是说人们应该保持一颗通达的心，遇事冷静沉稳，不轻易产生不良情绪，心气顺，五脏舒，全身远害。"春有百花秋有月，夏有凉风冬有雪。若无闲事挂心头，便是人间好时节"。百岁老人李点就是个中榜样，她为我们提供了一个很好的养生之路。

家住偃师岳滩镇赵庄街的李点老人100岁，耳不聋，眼不花，精气神儿非常好。李点老太太在当地非常出名，不仅因为老人家是剪纸高手，长寿老人，她是出了名的通情达理，一副好脾气。

李点的儿子王春怀说，母亲娘家在偃师翟镇前李村，是个有名的长寿之家，他的舅舅96岁时过世，现在母亲的妹妹也已91岁高龄。老太太几年前还突发心肌梗死，幸亏发现及时，才被抢救过来。从鬼门关走了一遭的老太太不但心情没有受到太大影响，依然该干啥干啥，而且更加乐天知命，心胸豁达。家里有6亩玉米地，每年秋收，家里人把玉米瓣回来就不

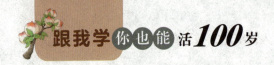

用管了，她一个人能全部剥完。

说起长寿秘诀，老太太的儿女们都认为：母亲没有太过在意饮食调养，反而是母亲通达情理的性格因素对长寿起到了很重要的作用。出身书香门第的老太太通达事理，为人温婉，从没有和街坊邻居拌过一句嘴，是一个受人尊敬的长辈。她人缘很好，家庭生活幸福，邻里关系融洽。正是有着如此豁达的胸襟和与人为善的性格使得老人精神状态好，身体素质佳，远离疾病，一生安康。

老太太平日里还喜欢出去逛，出门跟邻居谈谈天说说地，什么烦恼也没有了。据说老人活了这么一大把年纪，竟然一生都没有跟人家拌过嘴，结过怨。由于她通达的个性，身体也获益不少，健康的她一直腿脚很好，这么高龄都不用拐杖，不幸的是有一次老人不慎摔倒，从此不便再四处走动。孝顺的王春怀就买了个轮椅，经常推着老人出去走走。

老太太为人和善，与人无争，闲暇之余还常常助人。老太太剪纸水平很厉害，很多人慕名而来学习这项令人羡慕的绝活。老太太手巧，几剪子下去，就剪出一只活脱脱的凤凰、公鸡等小动物。村子里但凡红白喜事逢年过节需要剪纸总会有人找到她，老太太从不推辞，谁家上门要剪纸都乐呵呵地耐着心给大伙做。人们都夸老太太手艺好，据老太太介绍：她的"作品"都不知道义务性地赠送给了多少人，剪出来的作品没有人不喜欢。

她天性豁达，不急不躁，对待学生也尽心尽力，现在老太太一共带出了二百多个学生，可谓桃李满天下。再加上老太太脾气好，性格好，她的学生也非常喜欢她。时不时就有人来探访，经常有人惦念，老太太的晚年生活过得非常愉快。

李老太的养生之道给了我们很好的启发：遇事要通情达理，待人要宽容和善，对己要审慎自知，人际关系好，精神好，心情好，自然身体就好。牵一发动全身就是这个道理。

可见，性格对养生也有莫大的好处，不同的性格与习性，不但影响着对事物的看法和处世之道，而且与个人的身心健康及寿命有着极为密切的关系。对于性格心智我们需要锻炼，需要培养。好的性格不是天生的，也不是一朝一夕就能造就的。美国纽约心理健康咨询中心专家洛斯托教授曾提出了有针对性的"行为养生法"，即针对不同性格的人对其不适合身心健康的秉性加以改正的养生法。

长寿贴士：如何做到通情达理

在我们日常生活中，对人对事做到通情达理，才能使大家愉快，相处和谐，下面介绍能够做到通情达理的几种方法：

1. 切莫自私。在生活中，我们不能只考虑自己的利益，把自己的快乐建立在他人的痛苦之上。自私自利是最不通情达理的表现，很容易引起别人的反感。只有将心比心地认真考虑，顾及他人的立场和角度才是通情达理的做法，才会赢得别人的尊敬和好感。

2. 切莫任意批评。对待不同于自己的世界观、价值观、人生观的人应该保持一颗宽容的心，每个人都有自己的处世原则，我们不能强迫他人和自己保持一致。即使实在不能赞同对方也不要妄加批评别人，对待他人的缺点和错误也应该善意地提醒，平等地沟通，而非高高在上地指责。

3. 别尝试改造别人。人是一种很特别的生物，每个人都有自己的个性和做人原则，我们应该尊重别人不同的意见和观点，切不可让别人改变原则迁就自己。只有求同存异，才能和谐共存，相安无事。

4. 莫强求顺天命。对事物要看得开，尤其是对财富等物质性东西的追求，应该以一个平和的心态积极地去获取。实在不能得到的时候，要顺应天命，不可强求，徒增烦恼，影响身心健康。

5. 学会互相尊重。对待自己和别人都要给予尊重。不可肆意践踏别人的尊严，要用诚恳的心与人相处，与自己沟通也是如此，自尊自爱也是通情达理的一种表现。

6. 学会欣赏别人。要学会以友善的眼光打量别人，欣赏他人的优点。嫉妒、自卑都是影响自我心智的不良因素，不利于做到通情达理，与人为善。

7. 保持平常心。一颗平和的心最有助于我们做到通情达理。只有保持平常心，才会使得心智成熟，对待万事万物做到心境澄明，做出正确合理的判断。

能够遵守上述几条规则，长期坚持下去就不难成为一个通情达理、惹人喜欢的人，这样对别人、对自己都有莫大的好处。

王明德: *103*岁

——常怀感恩，助人就是助己

不幸之人心常不满足，总是在怨天尤人，不仅与人无益，而且影响自身健康。健康要学会隐恶扬善，长寿要学会感恩。多一点爱心，少一点私心，使我们心灵自足；多一点理解，少一点嫉妒，使我们心平气和；多一点宽容，少一点计较，使我们心境澄明。

美国科学研究发现，那些心存感激的人身体更健康。他们善于应对日常生活中的压力，得了病能很快恢复，睡得也更香。心理学家约翰·福赛斯认为，"当你表现出善意的举动，哪怕仅仅是给别人让让路，大脑就会释放出多巴胺，血液中复合胺的含量也会升高。而这两种物质都会使人感觉更好。"的确，充满感激之心的人会感受到更多积极的情感，比如喜悦、满足、自信、热情和乐观等，幸福指数明显高于一般人。因为感恩的心能促使人多做好事，助人为乐，广交好友，能够使人体保持良好的状态，远离疾病的侵扰。王明德老人能够年逾百岁，依然健康快乐，就是因为有一颗感恩的心，助人自助，年轻永驻。

王明德老人现年已 103 岁，虽已年过百岁，老人家仍是耳聪目明，身体硬朗，精神矍铄。王老一生颇具传奇色彩。他为人坦荡，经历丰富，"九·一八"事变后，随学校辗转迁至北京、西安等地，王老到西安后，先后在西安交大、西安理工大做实验室工作，很有成就。

王老的小儿子王保诚说："老人是个脾气性格很好的人，淡泊名利，无论是在单位还是在家，从没见他发过火。"王老随和开朗，乐于助人，是小区居民们津津乐道的老好人，人人都把他当朋友。他在小区一块没绿化的空地养了一百多盆花，有人来要他就赠送，老人还会主动把花送到人家家里。只要大家高兴，他的心里就得到了最大满足。

问到为什么能长寿，他总说人长寿不在吃好穿好，心情好最重要。长年照顾老人的小儿子王保诚说：老人从不挑食，做啥吃啥。而且吃饭节制，从不暴饮暴食。相反，在为人处世上，老人严格要求自己，王老很有家长风范，言谈举止都注意以身作则，他常常教育子女要有一颗感恩之心，要回报社会，助人为乐。他言传身教，给子女做了很好的榜样。

王老长期助人为乐，曾看到媒体报道被父母遗弃的小女孩因为经济问题面临停药，王老没告诉家人，自己去医院送了五十多元医药费。有小偷把抢来的包扔在他的花园，他总是把被偷人的证件、资料等主动送到学校传达室，还因此结交了不少忘年交。邻居们提起王明德老人，人人都竖大拇指。

老人一生养育了5个儿子，用老人的话说"个个都孝顺"。对此，他常怀着感恩之心，更加尽心地回报社会。除在上海工作的大儿子外，在西安的几个孩子经常来看望老人。现在，老人长期与最小的儿子和儿媳在一起生活，一家人和睦安乐，尽享天伦。

王明德老先生的故事给我们上了一堂生动的养生课。只有常怀感恩，助人自助，才能获得心灵的满足，才能保持愉悦的心情，才会少得疾病，身体健康，才会拥有幸福安康的人生。

科学证实，人善时，心情舒畅，精神旺盛，面色红润，体内会产生出一种生长要素，促进你的气血循环，经络疏通，使你健康长寿。人恶时，心情糟糕，精神紧张，面色马上晦暗，体内也会产生出一种死亡要素，造成气滞血淤，经络堵塞，加速疾病和衰老。这就是为什么活到100岁以上的老人，心地都非常善良、宽容。人的心胸豁达，各项组织运转正常，经脉就不会存在什么淤滞之类的疾病。不是老年能耐病，而是心地本来宽。

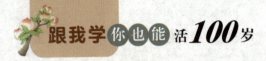
长寿贴士： 怎样做到助人为乐

助人为乐是帮助别人，也是帮助自己。能够使自我获得满足，有益身心健康，同时还能体现人生的价值。但是并非人人能够做到，下面我们来看如何才能做到助人为乐。

1．要有一颗善心。只有心地善良的人才会真心实意不求回报地帮助别人。因此我们需要怀有一颗善良的心，在他人有需要的时候义不容辞地挺身而出。而善良的心需要我们从小培养，对世界有大爱，对他人有同胞之爱，对家人有亲情之爱，对万物都要有爱心。发自内心地对生命敬重珍爱，才能常怀一颗悲悯的慈爱之心，才能够成为一个善良的人，才能心甘情愿做到助人为乐。

2．要从小事做起。中国有句俗话：路见不平拔刀相助。在现在社会中很多时候不需要我们拔刀才能相助，而在一些平凡琐事上更多需要我们伸出一双善意的手。所以，要从身边小事做起，一点一滴尽我们所能帮助有需要的人。要从思想上意识到助人为乐是我们义不容辞的责任，是我们中华民族的优良传统，是个人高贵品质的绝佳体现。

3．要把助人为乐培养成习惯。助人为乐需要我们长期坚持不懈，而非一时的心血来潮。我们必须把助人为乐培养成一种自觉的习惯，这需要我们发挥很大的意志力，克服很多的困难，要有信念、有恒心、有毅力、有勇气、有不怕吃亏、不怕吃苦的决心和精神。帮助别人需要一个量的积累，不能三心二意，遇到困难就撤退。

4．要有奉献精神。在社会主义的中国，集体主义是一种精神，更是一种需要。要建设和谐社会必须每个人都贡献力量，牺牲精神必不可少，这要求我们每个人发扬无私的奉献精神，明白"赠人玫瑰，手留余香"的道理。"人人为我，我为人人"才是我们都向往的美丽世界。

助人为乐不是一句空话，需要我们拿出切实的行动，从自我做起，长期坚持。但是在帮助别人的同时也需要量力而行，尤其是在路见不平的时候，保己救人的方式才是最可取的。

徐益卿：*101*岁

——各有各的好，不长"怪脾气"

是人都有脾气，所谓脾气，就是指一个人的性格、性情，也就是秉性。不少人还有些"怪脾气"，如：为一些鸡毛蒜皮的小事斤斤计较，不肯罢休；对一些不值得争论的话题也火冒三丈，唠叨起来没完没了；还有的性情孤僻，沉默寡言，固执己见，多疑多虑等，这对我们多交朋友、促进身心健康是十分不利的。

中医有个理论：气以顺为主，血以通为畅。也就是说心平气和的人更能够长寿健康，远离疾病。人发脾气的时候不仅不好看，而且还伤害身体健康。医学研究发现，老年男性的"怪脾气"还与高血压及脑动脉硬化等老年疾病有关。老年人"怪脾气"的产生，不仅有生理、病理方面的因素，也有心理方面的因素。因此对老年人来说，首先要有好脾气，这有利于我们包容他人，多交朋友，有利身心；其次要保持良好的心理状态，必须做到少烦神，莫生气，不乱发脾气。徐益卿老人之所以一百多岁了仍然健康，和他心态好，不长"怪脾气"，与朋友相处好是分不开的。

徐益卿老人出生在河南省临颍县。现如今，老人已经101岁了身体仍然很硬朗，耳不聋眼不花，满嘴牙齿，饭量和中年人一样。老人还经常锻炼身体，两年前还能自己骑自行车出行。

徐益卿老人的身世很坎坷，幼年丧父，家里穷得吃了上顿没下顿，12岁就被送到杂货店当学徒。正是从小的这种经历，反倒令老人更加吃苦耐

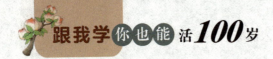

劳，善待生活，也善待他人。苦难的人生并没有击垮老人，相反却磨炼了他的意志，养成了他善良坚韧的性格，不管日子过得如何，他始终保持了一颗平常心和一副好脾气。

因为老人脾气好，人缘也特别好。当学徒时虽然年龄小，但是很有上进心，他家附近有个姓刘的富商，生意做得很大，家里很有钱，徐益卿就请教刘富商经商的秘诀。本来富商脾气怪，也很少向别人传授经验，但是由于他为人忠厚，待人有礼，终于打动了刘富商。轻易不结交朋友的刘富商把老人当做至交好友，常常向他传授做生意的经验，也教会了他不少做人的道理。一天天黑后，富商背着满满一袋子钱，拉着徐益卿到了城边的大庙，那里都是些要饭的穷人，富商把钱分给他们。回来后富商告诉他要多做好事多吃亏，徐益卿老人一直牢记在心。

后来老人就在河南老家进行第一次创业，他不光生活中脾气温和，待人诚恳，广交朋友，在生意中也秉承和气生财，经商中坚持自己吃点亏，让别人多赚钱，从不会在赚钱上与人发生争执，合作久了无论什么脾气性格的人都成了他的好朋友和长期客户。老人的第二次创业是在1946年，在上海开办烟草商行，在此期间老人还是经常在商铺里向穷人提供馒头和粥，他从不嫌贫爱富，穷人朋友也交了一大堆。改革开放后，老人进行了第三次创业，当时他已经72岁了，老人一直不忘富商教给他的创业秘诀：好善必昌，多做好事多吃亏。

老人一直把"好善必昌，多做好事多吃亏"奉为人生的信条，并且这也是老人的长寿秘诀。老人的心态好，他从来不乱发脾气，跟人谈生意从来都是温文尔雅的。老人平时很节俭，以前生日时只是把家人都叫到一起吃个团圆饭。他对自己十分节俭，对朋友则十分慷慨，他乐善好施，尤其喜欢接济贫穷的朋友。

正是老人心态好，不长"怪脾气"，才使得他朋友遍天下，跟谁都相处融洽，而且还身体健康，事业成功。那些我们耳熟能详的俗语不就是这么说的：好人一生平安，好人有好报。这句话用在老人身上真是再合适不过了。这也是他能活一百多岁最主要的原因。

徐益卿老人的长寿是必然的，因为老人有着好性格，能跟各种各样的人友好相处，不生气，不长"怪脾气"，自然健康又长寿。为了我们能够向百岁更进一步，我们要控制自己的脾气，少生气。

当事情令自己心存疙瘩时，就清楚地说出来，及时地把气排出去。需要时刻谨记：生气是拿别人的错误惩罚自己，我们不能为了别人的错误而伤害自己的身体！藏医名著中说"情志赤巴住于心脏间，心广自豪做事按意愿""无故豁达丰美呈焕发"。说的就是要避免情感大波动、脾气古怪，防止气机逆乱，以预防疾病的发生。但是，俗话说"江山易改，本性难移"，人的脾气秉性不是轻易就能改变的，想要控制好自己的脾气谈何容易。虽然不容易，但也不是完全无计可施的。只要我们掌握正确的方法就可以改掉急脾气，逐步拥有温和心境。

长寿贴士：如何控制"怪脾气"

在我们的生活中总是会有人喜欢乱发脾气，不仅不利于自己的身心健康，还会给他人带来困难，如何控制"怪脾气"呢，我们可以试试下面的方法：

1. 自我暗示法。可以在自己即将发火的一刻给自己下命令：不要发火！坚持一分钟！一分钟坚持住了，好样的，再坚持两分钟！两分钟坚持住了，我开始能控制自己了，不妨再坚持一分钟。三分钟都坚持过去了，为什么不再坚持下去呢？所以，要用你的理智战胜情感。 也可以进行自我暗示口中默念："别生气，这不值得发火""发火是愚蠢的，解决不了任何问题。"

2. 评价推迟法。我们往往都是被别人的一个眼神，别人的一句讥讽，或是别人的一个误解刺激，从而引发怒气。这事在当时使你"怒不可遏"，可是如果过 1 个小时、1 个星期甚至 1 个月之后再评论，你或许认为当时对之发怒"不值得"，所以我们在火气上来的时候可以暂且压制，待冷静后再回头观望值不值得生气。

3. 情境转移法。人在愤怒时有4种处理方法，一是生闷气；二是把怒气发到自己身上，进行自我惩罚；三是报复发泄；四是转移注意力以此抵消怒气。当我们生气时不妨来个"三十六计，走为上策"迅速离开使你发怒的场合，最好再能和谈得来的朋友一起听听音乐、散散步，你会渐渐地平静下来。

4. 目标升华法。我们要培养远大的生活目标，改变对眼前区区小事计较得失的习惯，更多地从大局、从长远去考虑一切，一个人只有确立了远大的人生理想，才能待人以宽容，有较大度量，才会生活得更好。成大事者不拘小节，这是人生的一种境界。

现实生活中，有的人很容易发怒，周围的人都只知道此人脾气大，却很少想到此人很可能是患了一种疾病。中医将容易发怒称为"善怒"，是指无故性情急躁、易于发怒、不能自制的症状，又称"喜怒""易怒"，应属于疾病的范畴。失眠、烦躁、健忘、焦虑不安的人应多吃富含钙、磷的食物。含钙多的如大豆、牛奶、鲜橙、牡蛎；含磷多的如菠菜、栗子、葡萄、鸡、土豆、蛋类。脾气暴躁、情绪反常、嫉妒心强、爱发火的人应多补充钙（海产品如贝类、虾类、海带、蚬类，还有豆类及牛奶）；补充维生素B族（各种豆类、桂圆、干核桃仁、蘑菇等）等。

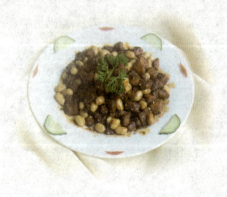

郭春梅：*100*岁

——善人有善报，长寿好生活

　　善良是心理养生的营养素。心存善良，就会与人为善，乐于友好相处，心中就常有愉悦之感；心存善良，就会以他人之乐为乐，扶贫帮困，以此获得心灵满足之感；心存善良，就会光明磊落，乐于对人敞开心扉，胸襟坦荡一身轻松。

　　最近，世界卫生组织给健康下了一个新定义：除了身体健康、心理健康和活动适应性良好外，还要加上道德健康。民间也常有"积德长寿"的说法。的确，心存善良的人，会始终保持泰然自若的心理状态。这种心理状态能把血液的流量和神经细胞的兴奋度调至最佳状态，从而提高机体的抗病能力。为人善良，讲究道德修养，体现着一种"多赢"的价值理念，既有利于他人，有利于社会，也有利于自己成长进步和身心健康。所以，善良是心理养生不可缺少的高级营养素。郭春梅老人能健康生活到 100 岁肯定和她的善良有密切关联！

　　郭春梅老人生有 5 儿 5 女，大儿子已经 83 岁，小女儿也已 55 岁，家中五世同堂，共有 132 口人，老人现在跟随小儿子生活在武穴区，老人很爱干净，闲来无事时，经常自己梳理头发，但老人毕竟上了年纪，耳朵有点背，有时候需要人们说话大点声音，不过这和老人硬朗的身体比起来真是微不足道的小事。

　　老人今年虽已百岁高龄，但是仍然保持了"爱管闲事"的好习惯。谁家有了困难，都愿意搭把手。她不仅自己心地善良，经常助人为乐，还教导孩子们也要常常做好事。老人总是说：吃亏是福，好人有好报。老人眼神特别好，很多四五十岁的妇女做针线活时，线头都穿不过针眼，老人就

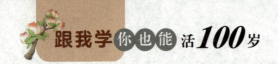
经常帮她们做一些穿针引线的活。另外，她还经常帮朋友们调解纠纷，简直就是朋友邻居间的调和剂。

提到老人的长寿秘诀，从老人的儿媳妇胡荣厚那里知道，老人不吃辣的东西，每天喝水比较多，吃饭时以流食和软食为主，早餐包子、豆浆，中午吃一小碗较软的米饭，喝一碗菜汤，饮食似乎没什么奇特的。非要总结长寿经验的话，郭春梅的家人介绍应该得益于老人的善良。老人信奉天主教，脾气很好，从来没有和邻里乡亲打过架、拌过嘴，看到人总是笑呵呵的，让人感觉特别温暖。因为老人总是和蔼可亲，所以邻里都喜欢和老人聊天。老人一生与人为善，总是把人往好处想，特别同情弱者，遇到有困难的人都会特别热心地给予帮助，一直以一颗善心对待别人，而且老人还教导自己的晚辈要对别人心存善念。

郭春梅老人是一个善良又勤劳的人，虽然已百岁但是还是喜欢为别人做一些力所能及的事情。闲暇没事的时候就坐在院子里的椅子上，拿起针线缝缝补补，不仅帮家里人补衣服，还帮助好多街坊邻居做针线活。老人还很喜欢运动，经常在院子里伸伸腿、摆摆手，有时候还做些简单家务，打扫自己家院落后还帮助街坊打扫打扫街道。

我们有理由相信：好心有好报，善人有善福。这也是对郭春梅老人最贴切的形容，老人现在虽已百岁身体却很健康，这就是对这个理念最好的诠释吧！

郭春梅老人的百岁传奇让我们知道善人有善报。善良是一种智慧，是一种远见，是一种自信，是一种精神力量，是一种心灵的自足，是一种以逸待劳的沉稳，同时它还是一种文化，一种快乐。善良是我们迈向百岁传奇不可或缺的一步。

善良促使人们不由自主地帮助有困难的人，使我们产生乐观心态，促使身心愉悦；善良有助于我们提高道德修养和自身素质，进而令人保持坦荡心态，促使生命细胞活跃。善良还能使我们保持平和的心态，促使人的情绪稳定。因此，牢固树立正确的人生观、价值观，不断提高自己的道德修养水平，对实现身心的全面健康具有不容忽视的重要作用。善良可以给我们带来健康，只要我们与人为善，心存善念，长命百岁对我们来说不再是一个神话！

长寿贴士：何与人为善

与人为善的人走到哪里都受人欢迎，自然朋友众多，生活开心。怎么做才是与人为善呢，我们来看看下面的方法：

1. 学会宽容。宽容是一种修养，是一个人宽阔心胸和人格力量的体现，我们常说的"海纳百川，有容乃大"，就是这个道理。世间的人和事，并没有绝对的好与坏，以宽容的心态包容他人的错误，这样才能与人为善。

2. 学会原谅。与人为善的表现除了帮助那些需要帮助的人，另外一个重要方面就是原谅那些曾经伤害过你或者犯过错误的人。只有学会遗忘，学会原谅，才不会加深矛盾，才不至于酿成新的仇恨。适度适时地原谅别人，才能真正感化对方，使他们真正认识到错误。如果双方都很大度，那对化解矛盾是有很大帮助的。

3. 保持仁慈。要做到与人为善首先要确认自己没有恶意。我们要经常自我批评并且改正错误，否则就不配审视别人的行为。其次，要经常审视自己的言行，没有对善意的部分发表抵触，没有对恶意的部分产生过认同。最后要用发展的眼光看人，如果别人曾经犯错误但是现在改了，那么就不应该沿用旧想法。

周志英：*105*岁

——广交朋友，多健康心态

百病无不先由气滞，气郁于内，肝先受伤。而化除要诀第一是寻其根，其根在心，心空则一切自化。而广交朋友可以使自己心情愉快，从而使心态健康，身体也会随之健康。

人要长寿，就必须做到洁身自好，不吸毒、不吸烟、不酗酒、不纵欲、不赌博、讲文明、讲卫生等。洁身自好的人也更容易结交朋友，朋友多了，心态就好，就更容易拥有健康的人生。因为人是一个极其复杂的机体，有着七情六欲等正常精神活动，而过于强烈和消极的思想活动都会对我们的身体器官产生反应，异常的精神活动，可使情绪失控而导致神经系统功能失调，引起人体内阴阳紊乱，从而百病丛生、早衰甚至短寿。所以要养生，应注意广交朋友，情志调摄，保持积极心态。周志英老人能够颐养天年，就是因为朋友多，心态好。

提起105岁的周志英老人，街坊邻居都赞不绝口，不光因为她年纪活到了常人望尘莫及的地步，更是因为老太太生性开朗，喜交朋友，乐天知命，一副健康良好的心态。她广交朋友，待人和善，很有长者风范，受到了大家的尊敬。

周志英老人朋友众多，常常有人登门拜访，家里经常是充满欢声笑语。她的子女们个个都是难得的孝顺孩子，家里如果有老人的朋友来，他们肯定尽心尽力地招待，给老人做足了面子。大伙因此也都特别喜欢来老太太家做客，老太太家几乎就成了一大帮朋友聊天开会的大本营，每次无论谁上门，都会受到热情接待，周到至极。正是由于母亲为人善良乐观，乐交朋友，心态端正平和，对孩子教育有方，才使得儿女们孝顺，高朋满座，才使得周志英老人得以安度晚年。

要说长寿秘诀，健康的心态和喜交朋友开朗豁达的性格是很重要的因素。老人的女儿说母亲是一名普通的妇女，但她却是一位难得的慈母。老人性格温和，从不与人发生口角，邻里友善，家庭和睦，没有不愉快的事儿。因此脾气好，待人诚恳，老人的人缘特别好，朋友多得令人惊讶，谁有了烦心事都乐意找老人倾诉。

老人是一名普通的农村妇女，干了一辈子的农活，养成了庄稼人朴实热情、开朗健谈的性格。后来到合肥后，她也从没有感到过孤单寂寞。老人有绣花的好手艺，子女的衣服、手套、鞋子上都有她亲手绣上的各式各样的花样。除了帮自己家人缝缝补补，老人还经常做一些刺绣衣服什么的送给邻居们，没多久就收获了不少好朋友。她的手艺好，脾气好，做东西又用心，得到了大家的喜爱。

不同于有些老人，到了晚年，劳动力逐渐丧失，又没有精神寄托，缺乏关爱，迷失自我。周志英老人却无比充实，她到了晚年仍然保持着积极乐观的心态和结交朋友的兴趣。就这样，老人一天天乐乐呵呵，与人谈天说笑，闲暇里绣绣花，散散步，没有特别注重饮食起居和身体保养，却也健健康康走过了100年的风风雨雨，在欢声笑语和朋友亲人的关心中度过了快乐的晚年生活。

《灵枢·本神》曰："智者之养神也，必顺四时而适寒暑，和喜怒而安居处，节阴阳而调刚柔，如是僻邪不至，长生久视。"而通过结交朋友，可以使我们身心愉悦，心神安好，滋养五脏。

天地万物不是独立存在的，它们之间都是相互影响、相互作用、相互联系、相互依存的。结交朋友，满足了交往的心理需求，自然心气顺，生理器官运转协调，更容易获得健康的体魄。古书中早就有过记载，认为过激的情志，是产生疾病的重要因素，人生在世，喜怒哀乐等情绪变化，贯穿在生活之中，我们无法完全避免消极的情绪和过于激动的情感，但是通过多结交朋友可以使我们心情舒畅，同时还能在伤心的时候得到朋友的开解和关怀，不良心态产生的概率就会大大降低，而且广交朋友容易养成豁达开朗的性格，能帮助我们提高调节自我情志的能力，避免情绪过于激动带来的负面影响。

长寿贴士： 广泛结交朋友，培养健康心态

良好的心态对我们每个人都很重要，关乎我们的健康，关乎我们生活的幸福，而通过结交朋友，开朗相处，我们可以间接促进心理健康，培养良好的心态。下边我们看一下结交朋友、养成良好的心态的具体方法：

1. 丰富兴趣。主要指娱乐休闲等方面的内容，也包括对各种日常生活活动的安排在内。试想，一个人兴趣广泛，爱好甚多，不管遇到什么人都不会缺乏话题。只要有了共同的志趣，友谊自是不难发展，然后再通过进一步交往，会顺理成章地将友谊进行下去。所以我们要广泛培养兴趣，既可以丰富自己的生活，还可以为我们多交朋友立下汗马功劳。当然，培养兴趣的时候，要注意培养高雅的兴趣爱好，同时合理地安排起居作息等生活习惯，坚持有规律的生活，尽量使工作、学习、休息等活动保持一定的规律，这样会使我们充满朝气，充满干劲，对养成健康的心态有很大的帮助。

2. 待人诚恳。真诚是我们能交到朋友的最大法宝。只有拿出真心与人交往，才能收获到一份纯真、不掺杂质的友谊。一份纯真坚固的友谊，对我们增强智慧、保证健康、调节心情都十分重要。将心比心地与他人交往，一定能够打动别人，把陌生人变成熟人，进而变成更熟的好友，用友谊的力量来滋润身心，进而保持一个积极的心态和身体的活力。

3. 多参加活动。"生命在于运动。"我们不妨把运动也纳入一项活动安排中，多参加一些有益身心的社会活动。一个人要想健康长寿，就必须经

常活动和锻炼，既能强身健体，又有机会认识更多的朋友，体验社会的精彩。这个观点是正确的，另外社交活动还能帮助我们释放压力，缓解不良情绪，进而保持健康的心态。根据个人的身体状况、年龄、性别、职业、爱好、生活习惯等情况，选择具体的活动，制订适合自己的方案，会收到良好的锻炼效果和达到交友目的，达到健康长寿的目标。

4. 心理平衡。人的健康包括身体健康和心理健康与社会交往方面的健康，缺一不可。在人的一生中决不会没有任何艰难险阻，不遇到矛盾、冲突，不遭受挫折。也就是说人生活在世界上就会遇到各种各样的心理、社会因素，如果对这些心理、社会因素不能正确处理，就会产生焦虑、抑郁、恐惧、紧张等情绪困扰，甚至导致或加重疾病。精神心理状态和身体健康相互影响，良好的心理状态有利于保护和稳定中枢神经系统、内分泌系统和免疫系统的功能，从而有利于身体健康。要想心态健康就要做到：善良、宽容、乐观、淡泊。善良是心理养生的营养素，心存善良，就会与人为善，乐于友好相处，心中就常有轻松之感，就会始终保持泰然自若的心理状态，这种心理状态能把血液的流量和神经细胞的兴奋度调到最佳状态，从而提高机体的抗病能力。

5. 广交朋友。结交朋友不应限制在一个狭小的范围内，多交朋友可以打发无聊，丰富生活，可以制造开心愉快心情，可以使我们的社交更加顺畅和谐，从而间接影响我们的身心健康。实验表明，朋友众多的人得心理疾病的概率要大大低于那些朋友稀少自我封闭的人。所以，多交朋友也是一种促进心态健康的方式。但是，切记在结交朋友的时候要注意分辨，要交良友、真友，而非表面朋友。

以上这五条规则适用于所有想要结交朋友，培养良好心态的人，健康的导师是我们自己，只有我们自己努力，多结交朋友，坚持养成健康的心态和性格，长寿的道路才不再遥远，生活很美好，我们要有一个健康的身体来享受大自然赐予的美好。

徐宣三：*103*岁

——快乐助人顺天时

多交朋友，保持心情舒畅是延长寿命的好办法。尤其是老年朋友，更应该多结交朋友，排遣寂寞，使晚年生活更加丰富多彩，这样更有利人的身体健康和心理健康。

的确，人体是一个复杂的结构，需要阴阳调和，也需要身心和谐，因为心理和生理相辅相成，相互影响，只有都处在一个平衡的状态才能使我们的机体处在健康水平。要想有长寿的人生，健康的心态和乐观的生活态度必不可少，而广交朋友，保持快乐舒心，有时候会对我们的身体调节起到意想不到的神奇作用。埂子街的徐宣三老人之所以能够走过百年沧桑，就是沾了快乐舒心、乐交朋友的光。

家住江苏扬州石油新村东区的埂子街的老人徐宣三是当地有名的长寿老人。神奇的是，这条街一下子出了好几个百岁老人，着实令人艳羡。老人虽已 103 岁高龄，但仍然面色红润、精神饱满，出门走动，溜达锻炼，不成问题，完全可以生活自理。

徐宣三老人祖籍安徽，出生于扬州，曾在上海中央银行工作。他做事勤勤恳恳又十分稳重，和同事们关系融洽。新中国成立后徐宣三回到扬州，在扬州糖业烟酒公司工作直至退休，期间他结交无数好友，经常与朋友们聚在一起谈天说地。可能多年的工作和朋友间的和谐交往使得徐老头脑清醒灵活，到了老年仍神清气爽，没有得上老年痴呆等老年人常见的疾病。

如果要探究徐老的长寿秘诀的话，徐老的儿孙表示，老人并没有刻意注重养生。在饮食上，徐老也不大讲究，胃口也不差，家常便饭什么吃的都不挑剔，老人还特别喜欢吃鱼吃肉，尤其喜欢吃肥肉，对儿童喜欢的糖果也情有独钟。乐观开朗的性格，倒是对老人的长寿帮助不小。老人喜欢结交朋友，性格温和，心地善良，常常帮助别人，很有人缘，受到大家的尊敬。徐老的女婿许嘉仪介绍，老人是个开朗又乐观的人，他待人热情，遇事不慌不忙、不急不缓，很少着急上火。早年在上海的时候，每次坐黄包车都会多给人家几个钱，同事、朋友需要帮助的时候他总是慷慨解囊，从不拒绝。这样大大咧咧的性格使老人深得朋友的喜欢，也使得老人自己天天心气顺、情绪佳，身体硬朗，很少生病。

　　身为医生的许嘉仪介绍，老人能够如此长寿，得益于乐交朋友、乐天知命、积极向上的心态。按理说，喜欢吃鱼吃肉吃糖并非科学的饮食习惯，徐老的饮食、生活习惯似乎并不符合通常的养生之道，老年人应少吃油腻的东西，但喜欢吃鱼吃肉的徐老却活了一大把年纪，这难道不是性格乐观、为人豁达的功劳吗？

　　徐老晚年的生活无非是和朋友们一起聊聊天、下下棋，还经常组织书友一起切磋。他从不强求人生，也未刻意追求长寿，过着随性而安的生活，这反而对长寿起到了一定帮助，使他快快乐乐地度过了百年岁月。

　　人都有着与他人交流的心理需要，只有满足了交往的需求，才会使人心理健康，进而精神饱满，快乐舒心，远离疾病。徐老先生的健康例子就给我们树立了一个榜样。

　　因此，我们应该多加注意结交朋友，使身心愉快，多培养对健康有利的好情绪，如开朗、平和等心态，从而增进人体健康。而且，朋友不仅仅会使我们心情愉快，更能在我们孤单无助的时候给予莫大的支持与安慰。朋友多的人，更容易心境平和，知足常乐，这是我们心灵的最佳状态，心常静则神安，神安则精神皆安。因此我们应该喜交朋友，善交朋友，乐观开心，顺其自然、心平气和地度过每一天。

长寿贴士： 快乐与朋友相处

心静则百病息，心乱则百病生，快乐积极的心态于健康最有助，也有利于我们结交朋友。通过下列方式的长期修炼后会帮助我们达到"心如止水"知足长乐的人生境界：

1. 静心。心静是养生之根本，也是交友的一大法宝。心情恬淡平静，才能使我们单纯地以志趣结交好友，而非怀有目的地刻意接近。另外，凡事不宜太过纠结，不宜太过在意。冷静乐观的心态不光有利于朋友间的相处，也是我们保持健康的不二法宝。心平气和，才不会大喜大悲，才能乐观积极。

2. 宽心。经历坎坷的中老年人，心胸要像大海一样宽阔，因为大海能容纳百川，人到老年也应该包容他人的过失。遇到朋友间有矛盾的时候要想得开，不气不愁，不动肝火，胸襟豁达坦荡，自我化解烦恼。宽心能融化心头的怒火，驱散愁云。宽容他人，也善待了自己。宽容能使生活中的苦辣甜酸转化为五彩缤纷的快活乐章，对不如意的事物一笑置之，才能快乐常相伴。

3. 清心。道家讲究"清心寡欲致长生"。古代圣贤就曾教导人们：君子要追求"淡泊明志，宁静致远"的高雅境界。心清如水，淡泊名利，安贫乐道，就会自得其乐，心情经常处于愉悦满足的状态中。"六根清净"也是一种高层次的清心境界，没有了诸多私心杂念和无止境的欲望，自然会知足常乐。

4. 善心。有一颗悲悯仁慈的善良之心也对我们自身的健康长寿有很大帮助。有大爱者必常助人，助人亦是自助，帮助别人可以使我们获得心灵的满足，人格的提升，自然心情愉快，心安理得，从而乐天又舒心，自然百病不生。乐于助人的人自然朋友遍天下。

5. 忍心。古人说："忍为高，谦受益。"要想自己快乐长寿，要做到凡事忍为上。与朋友相处也是如此，要将心比心，宽宏大量，不思谋报复，不钩心斗角，对内做到亲友和睦，对外搞好人际关系。容忍大度，乐在其中，就不会被纷繁的外物侵扰安宁快乐的内心。

6. 恒心。凡事要保持恒心，锻炼身体，颐养性情无不如此，与朋友的相处之道也如此。只有我们坚持不懈，才能习惯成自然，以正确的心态与朋友相处，才能使快乐成为常态，长寿之路自然来。

王静庄：100岁

——交流通达，自在如意无压力

人至百岁并非难事，保持身体内外平衡，保持少病，自然长寿。而保持之法，全在平时，如身心健康需要我们调试心理和机体，使二者平衡，这就需要我们时时排解不良情绪，过自在如意没有压力的生活，才能使人生更加快乐。

延长生命，不易衰老需要我们保持一个好的心情，愉快地对待人生，善待生活才能安乐。另外，我们要与人为善，乐于交流，善于交流，这样才能保持一个好的心态。研究表明：把自己的过度情绪用语言表达出来，可以激活控制情绪冲动的大脑区域，进而有效缓解不良情绪，减轻悲伤和愤怒的程度，释放自己的不良情感，使自己心情得到平复。除此之外，广泛交流还能更有效地集思广益，进而解决面临的问题，可谓一举多得的好方法。王静庄老人家能够健康长寿地度过幸福人生就多亏了这个好法子。

百岁老人王静庄，出生在扬州这块传奇的土地上。老人住在国庆路旁的一条小巷子里。一提起王静庄老人，住在这里的居民都知道，人人都夸老太太待人和气，通情达理，大家也都羡慕老人这么高寿还身板好，精气神儿足。

老太太儿孙满堂，四代人聚会能坐一大桌。一家人其乐融融，尽享天伦之乐。老太太为人和善，教子有方。常常设身处地地为他人着想，对家人如此，对朋友如此，对街坊邻居也如此。老太太喜欢笑，生活没烦没恼，从不与人结怨。这么多年一直家庭和睦，邻里关系融洽。大家都说这多亏了老太太通情理，善于沟通。

要问长寿秘方，老太太这样说道："吃素对身体好，做做家务能活动筋骨，另外多找人聊聊天，就不郁闷。"的确，老太太是一个十分勤快喜欢交流的人，而且为人豁达，很少给自己压力，操持家务是把好手。如今大儿子也有七十多岁了，小女儿早年在外打工，不能贴身照料，其他的孩子也各有各的忙，就想着给老太太找个保姆。但老太太总对孩子们说："我自己来，可以的。"前两年，喜欢劳动的她每天坚持自己去菜场买菜，还单独去澡堂子洗澡，而且还常常跟菜市场和澡堂子里萍水相逢的人打成一片。现在，每天买菜就交给邻居们代理，因为人缘好，大家都乐意帮助她，老太太自己每天就只管记账。

老太太生活很有规律，特别喜欢素食，还常常招待朋友街坊到家里做客。一年四季都面带微笑的王老太很爱干净，每天自己烧菜，打扫卫生。案桌上一尘不染，家具摆设整洁有序，锅碗瓢盆井井有条，被子也叠得整整齐齐。等做完常规的清洁后，老太太总是喜欢和街坊邻居坐在一块，唠唠嗑聊聊天。一天天这么乐乐呵呵地过着，日子有滋有味的。

一天天平淡的日子，却让老太太过得极富乐趣，她常说自己的生活很快乐，没有什么不如意的。老人家的心态如此豁达，理所当然地就活到了百岁高龄，过着令人羡慕的晚年生活。

常言道人安病自除，和顺的生活带给我们一个好心情，自然无病无痛，健康长寿。宋代理学家朱熹就曾说过"心平气自和"，就是这个道理。这不，王老太就为我们上了一堂生动的长寿之课。

心理学家发现：倾诉能帮助人们保持健康心态。善于交流不仅可以有效沟通，达到传达接受信息的目的，还能使得人们关系融洽，增进彼此感情，并且得到一种心理满足。马斯洛的需求研究理论表明，沟通也是人的一种心理需求。的确，只有善于倾诉，善于沟通，才能及时排解自己的不良情绪，进而保持顺畅的心情，这对我们的身体和心理都有极大的好处。

长寿贴士：交流减压法

当今社会生活节奏很快，人人都免不了有压力，沟通中也容易出现摩擦，但是如果有了矛盾听之任之后果很严重。如何才能保持一个自在的心情呢，下面我们来介绍一些通过交流排解不良情绪的方法，具体操作如下：

1. 自我倾诉法。实验表明"当你试着和自己说点什么时，心理上已经产生一种应激反应，可以中和不良情绪"。有什么烦心事可以尝试说给自己听，或者不借助语言，让自己平心静气，在脑海中默默自我沟通，都可以有效缓解不良心绪。但是切忌采取消极的不良暗示，以免进入恶性循环，让心情更糟。

2. 与人交流法。曾有句话说把快乐分享给别人，就得到了双倍的快乐，把烦恼和痛苦倾诉出来，就去掉了一半的烦恼。的确是这样的，找人倾诉可以释放自己的不良情绪，进而减轻痛苦。当然在选择倾诉对象的时候，一定要选择适合的人。所谓适合的人就是指比我们阅历丰富，遇事更加成熟冷静的人，可以给你好的帮助和建议，而且还要能够充分被信任，不会对我们造成背叛的伤害。能担此大任的可以是我们的老师、亲人或者朋友。

3. 宠物交流法。如果实在有难言之隐不愿与人分享的话，也可以试着养一个小猫或小狗，把不足为外人道的小心事静静地说给它们听。这样既可以说出自己的秘密，又不必担心它们泄露，何乐而不为呢。另外，如果有动物过敏或者害怕动物者也可以把宠物换成玩具宠物等代替，布娃娃、小熊均可。

4. 找心理辅导师交流。一般倾诉只能缓解压力，并不能根本解决心理问题。要想彻底解决问题，还需要找专业的心理辅导老师有针对性地疏解。通过心理咨询和分析从根源上找到不良情绪的症结所在，进而化解心理矛盾。另外，尤其是有交流障碍的人，更需要专业的心理指导和帮助。

需要注意的是：无论我们跟何人交流，都要对对方保持信任和尊重，这对我们顺畅交流十分重要。

吃粗不吃细

粗茶淡饭保平安

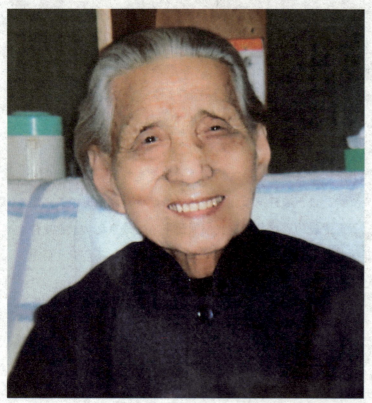

朋友王军奶奶：106岁

　　王哥说奶奶性格开朗，特别爱说，也能说，爱和人聊天、拉家常，不往心里存事儿。奶奶在吃上特别"讲究"，她经常说吃粗不吃细，粗茶淡饭保平安。奶奶特别爱吃五谷杂粮，天天喝杂豆玉米粥，米饭、馒头吃得相对少。习惯自己拍打穴位，疏通经络，早晚用木梳子梳头。

第八章

千奇百怪
QIANQIBAIGUAI

千奇百怪，百年岁月这样来

　　长寿的愿望人人有，长寿的老人也不算少，但说起各自的长寿秘诀却是千奇百怪，应有尽有。的确，很多时候我们甚至不需要科学的研究、医药的支撑，在不知不觉的日常生活中，很多人就自然而然地洞察了天机，无意间就心旷神怡地走上了长寿之路。

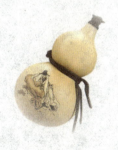

李素清：*110*岁

——流水不腐，坚持运动获长寿

生命的存在离不开运动，只有让我们的各个机体组织和器官得到充足的运动，才能保证正常的血液循环和新陈代谢，运动养生是能让我们保持健康和长寿的一项重要因素，需要我们大力提倡。

三百多年前，法国思想家伏尔泰提出"生命在于运动"的口号，我国清代画家高桐轩在《养生十乐》中也倡导"漫步之乐"，其书云"起身静步于中庭，或漫游于柳岸花畦，心神焕然爽朗，胸怀为之一畅"。适度的体育运动，可以提高睡眠的质量，更好地放松身心；可以使我们充满蓬勃的朝气和轻松的乐趣；可以使生活更加有规律和秩序；可以提高人体的适应和代偿机能，增加对疾病的抵抗力。《吕氏春秋》云"流水不腐，户枢不蠹，动也。形气亦然，形不动则精不流，精不流则气郁"，此语简明扼要地道出了运动养生的要义所在。李素清老人能够健康长寿地幸福生活，很大程度上就是得益于坚持锻炼。

111 岁的李素清老人家住上海浦东，2010 年 10 月她荣获了上海最高龄寿星、十大女寿星和百岁寿星十佳风采奖 3 项桂冠，这是老人第三次荣登上海寿星榜首。

李素清老人四世同堂，家庭和睦，其乐融融。她年逾百岁，见证世纪沧桑，是全上海独一无二的。李老目前依然精神矍铄，身体健康，眼睛清亮有神，她告诉记者："因为眼睛好，平时在家里就绣花。而在家里行走，连拐杖都用不着。"如此年迈的李素清老人还去了世博会游览，从当天下午 1 点进了世博园一直到晚上 7 点多离开，期间老人一直情绪极佳，身体舒适。女儿田玉兰对妈妈的健康十分引以为豪，她说："妈妈很少生病，血脂、血压、血糖一样也不高，连医保卡一年也难得用一次。"在一年中的感冒季，全家人都不能幸免，惟独老人安然无恙，身体棒棒的。

这么高寿又健康的老人，她有什么长寿秘诀呢？用老人自己的话说最大的秘诀就是运动。虽然年逾百岁，但从未放松锻炼，从不服老。107岁时，每天早晨锻炼时能走20分钟。虽然现在早晨不常下楼，每天在家也转转腰，拍拍手，扭扭脖子伸伸腿。老人还说，做家务活也是一种运动。家里的活，力所能及的她都抢着做。尤其是刺绣，那是老人的最爱。而且手艺极好，如此年纪双眼依然有神与此不无关系。

另外老人特别爱新奇，爱玩闹，跟小孩子一样保持了一颗充满好奇和活力的童心。2岁的重孙和5岁的重孙女都经常和老人玩在一起，老人和重孙一起玩小汽车，和重孙女一起玩毛绒玩具。"连孙子玩的玩具手机我也爱玩。"说到玩具，李素清老人成了一个老顽童。

这样的性格给了老人很多乐趣，一年365天，老人都是笑呵呵的。老人还非常喜欢观看电视中的少儿节目，这几乎成了老人每天必做的功课，尽管声音听不清，但她还是乐呵呵的兴趣不减。知足者常乐。我太幸福了，这是老人常挂在嘴边的一句话。

在饮食上，老人从不挑剔，五谷杂粮果蔬蛋奶搭配合理。据老人的女儿介绍："老人喜欢吃鱼、虾、蟹、蔬菜和水果，每顿保持七分饱，少食多餐。"老人一直保证早上喝一杯牛奶，临睡前喝一杯酸奶，几十年来从未间断。就是因为如此好的生活习惯和态度让老人健康度过了百岁大关，无忧无虑地享受着安详幸福的晚年。

李素清老人的事例告诉我们：经常参加运动，保持心情舒畅，长寿并不像想象中那么遥远。保持一颗愉悦的心情，对新鲜事物多加关心，适度地健身娱乐，修身养性，长寿就在等着我们。

早在春秋战国时期，体育运动就已经被作为健身、防病的重要手段。然而我们也不能在锻炼当中过度疲劳。梁陶弘景所辑《养性延命录》中说："人欲小劳，但莫至疲及强所不能堪胜耳。"我们在体育锻炼当中，一定要循序渐进，量力而行，使运动合乎规律，达到养生的目的。

长寿贴士： 针线活健身体

老年朋友们可以通过针线活来打发时间，还可以有效地锻炼眼力和手臂，可以学习如下针法。

所需工具：针垫和针（数根）；卷尺；小剪刀；各种各样的线；安全别针（数个）；橡皮筋（松紧带）；拆缝钳；缝纫用画粉；顶针（数个）。

缝纫有许多种不同的针法，但是一开始学的时候需要从简到繁，需要学习几种基本针法。首先选择一根中号的缝纫用针，一根漂亮的彩色棉线和一块餐巾大小的面料——最好是普通的棉布或亚麻布。最后，要给自己找个坐上去很舒适的地方，而且光线很好，还要有个很好的操作台以便把东西平铺在上面。

1. 平伏针法。把线纫在针上，在线的一端打个结。针穿进穿出面料，每次的针脚约为0.5厘米，要让针脚尽可能地均匀。就这样练下去直到你充满自信为止。要给自己制定个目标，这样才会有帮助，比如说，把面料的四边都缝起来。这种针法还可以用来把两片面料粗缝起来。此外，如果提拉线的一端，面料就会打起褶来，用这样的方法可以在布娃娃裙子的腰带上做出褶皱效果，自制小包时也会用到这种针法。

2. 倒扣针法。这种针法极其实用，用这种针法缝出的针脚非常结实、非常可靠。你可以把这种针法应用在各种针线活上。把针从后向前穿过面料，然后水平向右离针眼0.5厘米处把针从前向后插进去，再水平向左离另一个针眼0.5厘米处把针从后向前从面料上扎出来，最后再将针靠近第一个针迹的左手一端把针从面料上扎穿回去。

3. 毯边锁缝针法。这种针法非常有用，可以用来镶边，也可以用来把两块面料缝接起来，还可以用来固定贴花。让面料的边缘对着自己，你想要多大的针脚，就让入针处离边缘多远，针脚大多略小于0.5厘米，从左到右缝。熟练掌握这种针法之后，你就可以用它来锁扣眼了。

4. 收针。缝完针后需要给针线打结、系牢，这样针脚才不会松开。最简便的方法是：回针并重复最后一针，让针穿过几次先前的线圈，然后把线拉紧，于是就留下个平整的线结。把松动的线头剪短，但要给线结处留出至少1厘米的线头余量，这样线结就不会松开了。

王兴训：*100*岁

——健脚防老，元气养生

人之有脚，犹似树之有根，树枯根先竭，人老脚先衰，诸病从寒起，寒从足下生。的确，脚对于人的身体健康有很重要的作用，被称为人的第二心脏。所以要想长寿，脚的保健是当务之急，刻不容缓。

经常保健我们的双脚，可以很好地疏通经络，祛除体内湿气寒气，改善血液循环，促进新陈代谢，调节神经系统，从而改善睡眠，强身健体，提高人体的免疫力。经常用热水泡脚，正确按摩足下穴位，还能有效调整血脂、血压、防治各种血管疾病、颈椎病和糖尿病，防治中老年风湿性关节炎。中药泡脚对抑郁、便秘、痛经、月经不调、小儿遗尿、神经衰弱、更年期综合征、慢性疲劳综合征均有一定疗效，同时还能有效预防衰老、养生美容和减肥。王兴训老先生之所以能够成为远近闻名的百岁老人，保健双脚，元气养生功不可没。

王兴训，江苏沛县人，出生于一个十分贫寒的家庭。提起王老的一生，颇有些传奇色彩。年少轻狂的王兴训早年曾染上过抽大烟的嗜好，因此一度闹得家庭不和。后来在父兄的斥责和帮助下，他幡然悔悟，跪在父亲面前发誓：如不把烟戒掉誓不为人。此后他离家出走，远赴上海，参加了蔡廷锴将军的十九路军，与战友并肩抗击日本侵略军。退伍后经友人推荐，到铜山县汪阁村任小学国语教师。度过青壮年时期后回到家乡，以种田为业。

王兴训进入百岁之后，仍腰不弯，背不驼，耳聪目明，体魄强健，作为百岁老人他声音清楚洪亮，步伐稳健有力。他到底有什么长寿奥秘呢？

王老说:"文武之道,一张一弛,人的一生也要讲动静结合。人的一生有1/3的时间睡在床上,睡眠在生命活动中占有重要的地位。有规律的、保质保量的睡眠有助于恢复体力,消除疲劳。"王老非常注重元气养生,因此对睡眠非常重视。晚春和夏季晚睡早起,秋季早睡早起,冬季天寒地冻早睡晚起。晚春和夏季养成和坚持午睡习惯。他还认为睡眠的姿势很重要,他从小就养成了侧卧姿势的习惯,也就是人们常说的"睡如弓",以这种睡眠姿势容易保养元气。

除了睡眠补充元气外,他认为防老养生要先健脚,脚是全身的"缩影",是人体健康的晴雨表。他在每天睡觉前坚持用热水洗脚,洗后用手搓脚心3~5分钟,以改善血液流通,几十年如一日,从未间断,这已经成了老先生不变的习惯。而且,老人对洗脚用的水还十分讲究,温度和水量都有要求,按摩也不马虎,王兴训老人对双脚的呵护程度要远远超过了一般人。

另外,王兴训老人从不放松对双脚的锻炼,加上生性好动,到古稀之年后,仍然每天早上到村外慢跑半小时,然后再练一阵子太极拳,多年来在日常生活中,他有意识地多锻炼走路。据说80岁后的王老,除了慢跑外,还曾到南河沿去爬河坡,从往返十多次增加到数十次也不觉得累,这样一直坚持到90岁,雷打不动。

王兴训老人的生活很有规律,每天早饭午饭后散步20分钟,然后回家看新闻,听音乐,读书报。他还经常骑着自行车在田间小路上自由驰骋,或者骑自行车去赶集,去走亲访友,这是王老最大的乐趣。正是如此规律的生活习惯,使得老人安然度过了百年岁月,得以颐养天年。

王老的长寿之路给我们上了生动的一课。只要我们坚持体育锻炼,保持规律的作息,并且重视元气养生,加强足底的保护,在长寿的追寻中一定可以收到意想不到的效果。

正所谓:"中药洗脚,胜吃补药。"我们在日常生活中的一个小小的习惯,很可能胜过费尽金钱、时间的专门治疗，防治结合，预防为主，中药泡脚不失为一种明智的选择。但是切忌水过烫，灼伤皮肤。另外，坚持不懈才能收到奇效，即使无法保证时常中药泡脚，长期用热水泡脚，也能达到养生防老的目的。

长寿贴士：中药泡脚治疗高血压

　　很多中老年朋友都被高血压困扰，高血压是由心输出量和外周血管阻力两个基本因素决定的，心输出量又受心脏舒缩功能、心率、血容量和回心血量等因素的影响，而外周血管阻力主要决定于血管口径和血液黏度，血管口径又受神经、体液和血管本身等各种复杂因素的影响。而中药泡脚可以有效改善血液流通，提高人体各项器官的机能。现介绍几种泡脚降压法：

　　1. 磁石降压方。磁石、石决明、党参、黄芪、当归、桑枝、枳壳、乌药、蔓荆子、白蒺藜、白芍、炒杜仲、牛膝各6克，独活18克。同放锅中，加清水适量，浸泡5～10分钟后，水煎取汁，待温时泡脚，每日1次，每次10～30分钟，1剂药可用2～3次。该方可平肝潜阳，一般用药1～3次，血压即可降至正常。

　　2. 双桑汤。桑枝、桑叶、芫蔚子各10～15克。加水1000毫升，浸泡5～10分钟后，煎至600毫升，倒入浴盆中，待水温为40～50℃泡脚。泡脚30～40分钟，擦干后就寝。每晚1次。可清热泄肝，适用于肝阳上亢型高血压。一般泡脚30分钟后开始降压，1小时后作用最强，维持4～6小时。若8小时后血压回升，可煎汤第2次熏洗。

　　3. 牛膝钩藤汤：牛膝、钩藤各30克。加清水适量，浸泡5～10分钟后，水煎取汁，放入浴盆中，待温时足浴，可不断加热水以保持水温，加至盆满为止。每日早起和晚睡前足浴。每次30～40分钟，以不适症状减轻或消失为1个疗程，连续1～2个疗程。可平肝潜阳，引热下行，适用于肝阳上亢型高血压。

　　3. 决明降压汤。石决明24克，黄芪、当归、牛膝、生牡蛎、白芍、玄参、桑枝、磁石、补骨脂、丹皮、乌药、独活各6克。其中，石决明、牡蛎、磁石先煎30～60分钟，取其煎液加温水适量，入浴盆足浴，每次1小时，每日1次，每次1剂，连续7～10剂。可平肝潜阳，适用于高血压头晕头痛，小便短少，肢体水肿，麻木等。

综上所述，我们可以选择适合的方式锻炼我们的双足，呵护我们的第二心脏，通过中药泡脚的方法达到降低血压的效果。当然，规律的生活习惯必不可少，中老年朋友尤其需要注意。

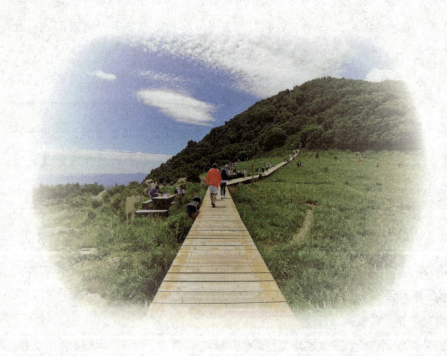

郭凤：*105*岁

——多吃海带，长寿自然来

海带，别名昆布（中医入药时叫昆布）、江白菜，生长在海底的岩石上，含有大量的碘和人体所需的矿物质，有"碱性食物之冠"之称，对延年益寿很有帮助。

长寿需要远离疾病，海带被称为长寿的灵丹妙药。它的营养价值很高，富含蛋白质、脂肪、碳水化合物、膳食纤维、钙、磷、铁、胡萝卜素、维生素 B1、维生素 B2、叶酸以及碘等多种微量元素。在所有食物中，海带的含碘量很高，每 100 克海带中就含有 30 ~ 70 克的碘。海带中所含藻胆蛋白具有降血糖、抗肿瘤的作用，其中的多糖具有抗衰老、降血脂、抗肿瘤等多方面的生物活性。海带中所含的藻朊酸，还有助于清除人体内带毒性的金属，如锶和镉等。除此之外，海带性寒味咸，没有毒性，具有软坚散结、消痰平喘、通行利尿、降脂降压等功效，常吃海带对身体健康十分有利。河南孟津的百岁老人郭凤一家多口都十分长寿，就不得不归功于海带。

河南孟津的郭凤老人现年 105 岁，在其家中，除了老人本人长寿外，女婿孙连发 96 岁，女儿郭秀芬 83 岁，外孙女婿常金玉 66 岁，外孙女孙云凤 63 岁，儿孙满堂，其乐融融，是当地一个有名的长寿之家。

老人给我们的第一印象是牙齿特别好，有精神。虽然已经年逾百岁，却能够像年轻人一样吃麻花，嗑瓜子，身体多年来一直硬朗。郭凤老人早年婚姻非常不幸，其与丈夫在婚后不久生下一女，然而丈夫却在女儿还未出生前就离家出走，杳无音信。老人从此再没结婚，一个人含辛茹苦地将女儿郭秀芬拉扯大，后随女儿到宝鸡生活。

虽然婚姻生活不幸，老人却没有因此消沉。她心态积极，为人随和，欢欢喜喜地度过了一辈子。老人的儿孙也都很孝顺，一家人五世同堂，相处融洽。耄耋之年的女儿、女婿都身体硬朗、精神矍铄，花甲之年的外孙女婿还在一家俱乐部当游泳教练！

究竟是什么秘方使得这一大家子人都这么长寿呢？老人坦言：如此长寿可能和长期吃海带有关。据老人说从自己年轻的时候就特别爱吃海带，而且经常变化多种做法，在自己的影响下，一家子都喜欢吃海带，可以说海带是他们的家常菜。能够如此长寿，海带实在功不可没。

提起海带，它的长寿功效真是巨大无比的。郭家能够出这么多长寿的人绝非偶然。他们的共同点就是：爱吃海带，常吃海带。据了解，郭家人吃喝不是很讲究，惟一不变的就是在饭桌上一定会有海带的"身影"，老人的儿女在各自组成家庭后也沿袭了这个习惯。

另外，老人性格开朗，爱吃爱睡。虽然一天只吃两顿饭，但从不挑剔，五谷杂粮荤素搭配，还特别喜欢吃肥肉。她睡觉特别踏实，只要没人打扰，可以从晚上八九点睡到次日11点。老年时候仍然能吃能睡，老人一年到头很少生病。

老人的女儿、女婿和其他的晚辈们也都个性开朗，待人随和，和邻里的关系都处得特别好。也正因为如此良好的性格原因和家庭氛围使得这一家人个个都身体健康，远离疾病。加上海带的功劳，这个欢乐的大家庭才诞生了百岁老人。

郭凤老人一家都如此长寿，离不开海带的帮助。医疗人员从海带中开发出具有独特活性的海洋药物和保健食品，能有效预防神经老化，调节机体的新陈代谢。海带几乎不含脂肪而含大量纤维素、褐藻胶物质及多种微量元素。海带可预防白血病与骨痛病，对动脉出血症也有止血效能，还有降血压、降血脂的功能，另外还有镇咳平喘及抗癌的作用，对治疗急性肾衰竭、乙型脑炎、急性青光眼等，均有疗效。

长寿贴士： 海带美食疗方

海带含有大量人体所需的营养成分，对我们健康长寿有很大的帮助。下边介绍一些对人体有益的海带美食疗法：

1. 海带生麦饮。干海带40克，生小麦1000克，加水同煮，服汤液，一日分4～5次服完。此方是各种癌症患者的理想保健食谱，可常服，有辅助治疗作用。

2. 海带醋。干海带30克，洗净，晒干后碾成粉末。每日3克以布包好，放在米醋中浸泡，即成海带醋。将此醋徐徐喝下，适用于甲状腺肿大、甲状腺肿瘤、淋巴肿瘤等症。

3. 海带木耳羹。干海带15克，黑木耳15克，瘦猪肉60克（切成细丝）。先将海带及木耳用水洗净发透，切成细丝，与肉丝一起煮沸，加盐、味精，再用水淀粉勾芡，即可食用。此方适用于消化道肿瘤患者和高脂血症，还可防治高血压、冠心病、甲状腺肿大。本方海带攻坚消积，黑木耳活血化淤，瘦猪肉滋阴补虚，是肿瘤患者的理想药膳。

4. 海带三丝。干海带30克，黄花菜15克，笋丝20克。海带浸泡后切成丝，与黄花菜、笋丝共煮。此方适用于糖尿病及肥胖症患者，可经常食用。

5. 白糖拌海带。海带用水浸泡洗净后，切成丝，放在杯中连续用开水浸泡3次，每次约30秒钟，倒去水，加绵白糖拌食，早晚各吃1杯，连服1周，对老年慢性支气管炎有明显疗效。

但是凡事都有度，物极必反，海带虽好，在吃法和摄入量上我们需要注意。正常成人一天的碘推荐摄入量是0.15毫克，长时间碘过量会有碘性甲状腺肿或碘性甲状腺毒症，海带因污染还含有较多砷，如果买的不是无公害干海带一定要换几次水浸泡6小时以上再烹调。

刘桂芬：*101*岁

——午睡醒来吃香蕉，养生简单又有效

古人论养生，讲究"合于道"，即生活方式符合养生之道。做到顺应天时、顺应人的衣食住行的养生规律，健康长寿自然就少了很多障碍。

生活方式是人的比较稳定的行为，什么时候做什么事，标准是什么，什么方法能把事做好，心中有数。好的生活方式形成了，长期坚持就会习惯成自然。就像刘桂芬老人午休后吃香蕉一样，这么多年坚持不断，自然而然地就形成了习惯。提起香蕉，它的作用可多着呢，可以解酒，治疗高血压、抑郁症等疾病，香蕉的果柄具有降低胆固醇的作用，香蕉中还含有一种能预防胃溃疡的化学物质，它能刺激胃黏膜细胞的生长和繁殖，产生更多的黏膜来保护胃，它还可维持体内的钠钾平衡和酸碱平衡，使神经肌肉保持正常、心肌收缩协调。刘桂芬老人之所以一百多岁仍健康如常，就在于她有好的生活习惯，而且长期食用香蕉，并且坚持不懈，从而成就了百岁传奇。

刘桂芬老人的老伴去世得早，生活的重担全压在刘桂芬一个人的身上，虽说生活艰苦但是老人性格豁达、开朗，一直很乐观，从不言愁。正是这种令人佩服的生活态度才让刘桂芬老人走出了艰苦的生活。别看刘桂芬老人101岁了，可她的记忆力很好，耳聪目明，反应很敏捷，思路也很清晰，经常和别人拉家常，说说过去的事。

刘桂芬老人还是一位让人佩服的母亲，她有2个女儿，大女儿戴秀兰在13岁时便得了风湿性关节炎，行走不便，卧床到现在已有六十多年，这六十多年来刘桂芬老人悉心照顾瘫痪在床的女儿，为女儿梳头、洗脸、

喂饭、洗澡，把女儿的里里外外收拾得干干净净。卧床数十年的女儿身上没有一处褥疮，这是怎样的一种艰辛啊，虽说生活这么艰苦，但是老人从来没有在女儿面前唉声叹气，倒是有时女儿为自己的不幸遭遇躺在床上掉泪，老人反而不断地开导女儿。老人几十年如一日地照顾着女儿，尽量使女儿过得舒适和温馨，即使现在老人101岁了，仍坚持要睡在女儿的外侧，为的是防止女儿翻身掉在地上。

被问及长寿的秘诀，老人说她每天晚上9时准时休息，早上6时准时起床，在房间里走一走，锻炼一下身体。中午睡一个小时，醒来吃根香蕉，多年来雷打不动。而且老人从不挑食，喜欢吃粗茶淡饭，每天早晨要吃2个鸡蛋，中午和晚上都要吃大半个馒头，另外老人喜欢吃青菜和鱼。老人的胃口好得让她的女儿、女婿都羡慕。

虽说老人已经101岁了，但是她的身板很硬朗，老人很勤劳，喜欢干点家务事。让人不可思议的是老人到现在还能干针线活，穿针引线也很自如，老人已经101岁了眼睛还这么好，真是让人佩服，这让我们这些整天在电脑前的人很是惭愧。

老人很讲究卫生，虽然现在家人已经不让她自己洗衣服了，但是老人仍坚持动手洗自己的内衣和袜子。正是老人的这种豁达的心态，好的生活方式成就了她的百岁传奇。

刘桂芬老人有着豁达的心态和良好的生活方式，使得她年过百岁身板仍硬朗，像刘桂芬老人这样拥有良好的生活方式的百岁寿星有很多。从这里我们可以看出养成一个良好的生活方式可以缩短我们与百岁传奇之间的距离。

我们应该注意保养，生活作息要有规律，健康的生活方式是健康长寿的根本。健康是人全面发展的基础，关系千家万户幸福。不健康的生活方式是早衰的重要原因，而且还造成困扰人体的各种疾病。我们应该时刻注意自己的生活方式，养成合理健康的习惯。

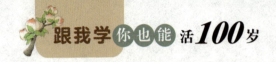

长寿贴士：香蕉功效

香蕉可以治疗皮肤瘙痒症。实验证明，用香蕉皮治疗因真菌或是细菌所引起的皮肤瘙痒及脚气病，效果很好。因为香蕉皮中含有蕉皮素，可以抑制真菌和细菌的滋生。用法是，选新鲜的香蕉皮在皮肤瘙痒处反复摩擦，连用数日，即可奏效。

香蕉可治疗高血压。香蕉中含有丰富的钾离子，可以为高血压患者补充钾离子，高血压和心脑血管疾病患者体内往往"钠"多而"钾"少。钾离子有抑制钠离子收缩血管和损坏心血管的作用。吃香蕉可维持体内的钠钾平衡和酸碱平衡，使神经肌肉保持正常、心肌收缩协调，所以每日吃3～5根香蕉，对高血压及心脑血管疾病的患者有益。

香蕉可以治疗咳嗽。咳嗽分很多种，其中有一种肺热咳嗽。这种咳嗽可以用香蕉1～2根，冰糖炖服。每日1～2次，连服数日，效果很好。

香蕉皮煮水饮用，可以清利头目。因为香蕉性寒，所以脾胃虚寒、胃痛腹泻的患者应少用。但是香蕉不能多吃，因为香蕉中含有大量的镁，吃多了可引起明显的肌肉麻痹，出现嗜睡乏力的症状。还有一条，人们不可空腹吃香蕉。

香蕉还可以防治胃肠溃疡。香蕉中含有一种能预防胃溃疡的化学物质，它能刺激胃黏膜细胞的生长和繁殖，产生更多的黏膜来保护胃。

另外，香蕉的营养价值高、热量低。为了防止疾病的发生，适度的运动和均衡摄取食物是相当重要的。日本癌症学会曾发表了香蕉具有提高免疫力、预防癌症效果的报告，一天吃2根香蕉，就能有效地改善体质；此外，香蕉价廉、易食、携带又方便，是维持健康的营养素，真可谓是"神奇的水果"。香蕉对减肥也相当有效，因为它热量低，且食物纤维含量丰富。1根香蕉（净重约100克）的热量，只有363.6焦耳而已，与一餐的白饭量（150克919.6焦耳）比起来，大约只有一半以下的热量。

韩桂英： *103*岁

——想象自己只有80岁

谈到养生首先想到的是食养，从吃着手，五谷杂粮，全方位的营养摄取。然而，与食物养生并行的同时也少不了对人心态的关注。保持积极健康、乐观向上的心态，也可以达到养生的目的。

中医认为"精神乐观，积德行善"是养生必不可少的。世界卫生组织提出"健康的一半是心理健康"的概念。因此，应该提倡民众用乐观的心态、积极的态度去看待和解决问题。乐观是一种开放的心态。人高兴时身体会分泌内啡肽，它能使人心情愉快，性格变得乐观、开朗，对身体健康非常有益。韩桂英老人得以颐养天年就是心态在发挥着神奇的作用。

韩桂英是北京石景山鲁谷街有名的百岁老人，103岁高龄的她，仍称自己是80岁。原来在老人的老家，称老人过百有不尊敬的意思，所以老人过完自己100岁寿辰以后便称自己只有80岁。以至于现在老人自己有时候也不清楚自己的确切年龄，将自己的年龄永远锁在了80岁，而老人的心态则更是年轻，虽然已是103岁，但是韩桂英奶奶还是扭着秧歌，活脱脱一个"老顽童"。老人从不讲究吃穿，前几年甚至还沾点烟酒，是什么让老人拥有如此高龄呢？

老人热情好客远近闻名，即使是客人也视为亲人对待，慈祥的眼神看着每一个人。人们总是不能拒绝老人家的热情。家里有客人时，老人会不时拉起客人的手，问寒问暖，有时会突然往客人嘴里塞一块糖。除此之外，老人对孩子的玩具情有独钟，大风车、电动狗、小布猴……老人一看

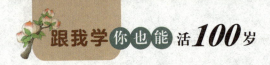

见就兴奋不已，拿起大风车在手里转个不停，可谓"童心未泯"。

新春到来，老人更是高兴不已，身穿一身黑色唐装，头上还有1/3的黑发，手上的皮肤也很光洁。虽然是素雅的装扮，但是掩盖不住老人的开朗活泼的性格和兴高采烈的心情，手拿风车舞起了大秧歌。矫捷灵活的舞步和动作，一点儿老人的样子也看不出，更看不出已是103岁的高龄。老人边唱边跳，新年的气息因为老人的缘故而高涨起来。老人的儿女也觉得因为这个开朗活泼的老寿星，家里始终充满着快乐的气氛。

由此我们看出，韩桂英的长寿秘诀在于保持了积极向上的心态，性格乐观给了老人长寿。这样一个吃饭不忌口的寿星，她的长寿全在于乐观的性格。

想象自己没有老，想象自己还是一个孩子，想象和每个人都是亲人，热爱生活，热爱生命，这是长寿的秘诀，也是难能可贵的生活心态。这是韩老太太的故事告诉我们的养生至理。

在当今这个日益发展的社会，生活水平提高了，但是疾病和死亡依然困扰着我们，人们更加注重饮食。但是与此同时，更加不能忽视人们的精神状态。如果要长寿就要保持一个积极健康的心态，让生命的存在成为享受，而不是消磨时间。保持健康乐观的心态是长寿的秘诀，也是我们生活应该保持的常态。

长寿贴士：年轻想象法

心态影响人的身体状态，人们应该乐观地看待生活，保持平和的心态，特别是乐观地看待生活中令人忧虑的事件或情景。即使自己已是百岁的人，但是在心里告诉自己还没有百岁，还是"年轻的"老人，也是一种很重要的增寿心理。

1. 想象年轻需要有爱好。每个人都有兴趣爱好，这不是年轻人的专属。而对于老人，发展自己的兴趣爱好可以调整心态，陶冶情操，心情好了，自然觉得自己又回到了年轻的时候。不妨像孩子一样，专注于玩具，可以享受这种专注的快乐。

2．想象年轻要有自己的朋友。朋友是人一生中不可少的生命元素。与他人建立良好的联系，多和亲朋好友谈心，这样既可以分享快乐，又可以分担忧愁。诉说的过程中，排解了不快，收获了快乐，何乐而不为呢？人的精力是有限的，想做的事却很多，因此要减少不必要的人际约束，能满足自己的交际需要即可。

3．想象年轻要会关心别人。想象自己很年轻，所以精力充沛，所以要关心别人，爱护别人。在这个过程中得到别人的感谢，别人的关心，得到宽慰。关心别人的同时也要爱惜自己，但又不把自己看得太重。

4．想象年轻的自己热爱生活。想象自己还年轻，对生活充满了新鲜感，每天的太阳都是不一样的，每天都可能有个惊喜，每天都给自己一个惊喜。不杞人忧天，过好当下才是最重要的。

5．想象年轻的自己爱运动。时代进步了，老人不用纠结于拮据的生活和体力劳动，因此现在有很多适合老年人的休闲体育活动。就像韩桂英热爱的大秧歌、太极，等等，都是老年人很热爱的活动。在运动的同时也可以交到朋友。生活又丰富多彩了。

6．想象年轻的自己有一个孩子一样简单的心。这取决于一个人的心态。俗话说："一句话，百样说，看你怎么说。"那么人看事物的角度不同，结果就不同。试着从孩子的角度去看问题，那么生活就会轻松很多，也会多很多快乐因素。

7．想象年轻的自己乐观向上。对于老年人来说，乐观向上是必不可少的心理素质。老年人不可逃避的问题——年老、多病、孤单。如何解决这些问题？儿女孝顺、亲朋好友宽慰的同时，还要靠老年人自己。老年人自己拥有乐观向上的心态就会给自己增加生活趣味，就会更加热爱生活。

想要长寿，首先要想自己还没老，自己还年轻，对于百岁老人来说，想象自己永远只有80岁，是对自己多么大的鼓励。人，只有拥有这样的心态，才能健康，才能长寿。健康长寿并不是遥不可及的，除去那些不良的情绪，培养对身心健康有益的良好心态。积极乐观地面对生活中的困难和不顺，保持年轻的心态，即使过百，也拥有一颗年轻的心。

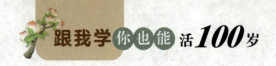

杨大美：110岁

——吃鱼，胜过大补丹

吃是人类维持生命所必不可少的活动之一，但是吃什么就大有学问了。鱼是拥有长寿的佳品之一。中国医学对鱼的食用和医用价值更是推崇备至，国人几乎逢宴必有鱼，所谓年年有"鱼"，吉庆有"鱼"。杨大美老人之所以能够活至百岁，与她平时喜食鱼肉是分不开的。

杨大美是南京最长寿的老人，1896年生于高淳县杨家湾，卒于2005年，终年110岁。因为家境贫寒，父母将她送给姨妈家做童养媳。童养媳的日子十分艰苦，杨大美吃尽了苦头，于是跑回了家。后来她经别人撮合嫁到了高淳的薛城。结婚以后杨老太在家纺纱做家务，而丈夫则在外做糖坊，日子过得简单而平实。

老人有一个一百多人的五世同堂大家庭，逢年过节，热闹非凡。据村上的老人说，村里的人都很喜欢杨老太，杨老太的勤劳和善良是出了名的，以前许多人家都比较穷，但是只要杨老太太家里稍微宽裕一点，她都会尽可能地接济比她更贫苦的人们，正因为如此，村民对老太太也非常敬重。1940年战乱时，杨老太简陋的家被路过此地的川兵一把火烧得干干净净，她遇到这样的困难以后，村民们都主动出来帮助她，有钱出钱有力出力，老太太在世时也经常谈及邻居村民的好，"很快一个新房就又盖起来了，邻居们真是好，要不然哪有那么快渡过难关？"

谈及长寿，老人的大儿子唐胜洋提到：母亲很少生病，去世前几年母亲基本不需要他的照顾，自己能动手洗衣服做饭，一直到105岁母亲生活都能够自理。老人生前日常生活非常有规律，能吃能睡，早上能吃 2 个包子，中午能吃一大碗饭，除了正常一日三餐以外，老人每天要吃 1 斤多蛋糕，一般在夜里 11 点左右和次日凌晨 4 点前后分两次食用，而这些事都是她独自起床完成的，只是在去世前一两个月老人才吃得少了一点。

老人如此长寿，有什么秘方吗？儿孙们猜测可能和老人一生偏爱吃鱼有关。这里面还有一个故事，老人的老伴去世的时候放心不下杨老太，特地拉着儿子的手说："以后好好照顾你妈，尤其她喜欢吃的鱼更是一天都不能断。"以后的日子儿孙们一直记得这句话，不管什么情况，家里都要预备几条鱼，老太太每天都要吃鱼。

纵观杨老太太的一生我们不难发现，杨老太太的长寿之道就是爱干活爱吃鱼。没有保健大补药，活到了 110 岁。可见吃鱼对人养生长寿是有好处的。

鱼的营养相当丰富，肉味鲜美，人们很喜欢吃它，常吃鱼不仅有利健康，而且可以提高人的智力。鱼肉蛋白质含量高，而且是优质蛋白质；鱼肉也便于人体吸收，一般消化率高达 96%；鱼肉的脂肪含量低，而且鱼肉的脂肪多是不饱和脂肪酸，大约占 80% 以上，比其他肉类容易消化、吸收，并且具有很好的降低胆固醇作用；鱼的维生素含量也相当高，除了维生素 B1、维生素 B2、维生素 B12 以外，还含有较多的脂溶性维生素，尤其是维生素 A、维生素 D 更丰富。总之，常吃鱼可以很好地预防冠心病、糖尿病、佝偻病、软骨病、动脉硬化等，可以提高智力、健脑、延年益寿。

长寿贴士：食鱼功效

按照中医的理论，吃鱼也要讲究对症，不同的鱼有不同的功效，现整理如下：

1. 鲫鱼。味甘性温，功效为利水消肿、益气健脾、通脉下乳、清热解毒等。

2. 带鱼。可补五脏、祛风、杀虫，对脾胃虚弱、消化不良、皮肤干燥者尤为适宜。常吃带鱼可滋润肌肤，保持皮肤的湿润与弹性，还可用作迁延性肝炎、慢性肝炎的辅助疗法。

3. 青鱼。有补气养胃、化湿利水、祛风解烦等功效，可治疗气虚乏力、胃寒冷痛、脚气、疟疾、头痛等症。青鱼所含锌、硒、铁等微量元素还有防癌抗癌的作用。

4. 黑鱼。有祛瘀生新、清热祛风、补脾利水的功效，能补肝肾、治水肿、脚气、疥癣等症。

5. 鲤鱼。味甘性温，有利尿消肿、益气健脾、通脉下乳之功效。

6. 草鱼。味甘性温，有平肝、祛风、活痹、截疟的功效。古人认为，草鱼肉厚而松，治虚劳及风虚头痛。

7. 鳅鱼。又名泥鳅，味甘性平，有暖中益气、清利小便、解毒收痔之功效。泥鳅肉质细嫩，营养价值很高，其滑涎有抗菌消炎的作用。鳅鱼可治湿热黄疸、小便不利、病后盗汗等症。

8. 甲鱼。又称鳖、元鱼，味甘性平，全身均可入药。甲鱼肉除进食外，还可以用来滋阴潜阳、散结消症；甲胶还有补血、退热、消癥的作用；鳖血能滋阴退热，适用于肺结核患者等。

鱼是不宜生吃的，在我国南方某些地区，有人喜欢吃生鱼或生鱼粥，北方某些地区也有人喜欢用生鱼佐酒。又因日本人喜欢吃生鱼片，亦有不少人加以仿效。殊不知吃生鱼可能造成某些疾病。

经常吃生鱼可能染上华支睾吸虫病。此虫寄生在人体肝胆管里，故又名肝吸虫。它的幼虫喜欢寄生在淡水鱼体内，其寄生部位几乎遍及鱼的全身，尤以鱼肉及鱼皮之中最多。人们若吃生鱼，其中的幼虫便随之进入肠道，然后从十二指肠循胆管经胆道进入肝胆管。肝胆管壁受其刺激而增厚，加上虫体的堵塞，可引起胆管阻塞，胆汁滞留，患者可出现黄疸，如再加细菌感染可引起胆管炎和胆管肝炎。由此可知，吃生鱼的害处很大，为了确保健康，最好是坚持吃熟鱼而不吃生鱼。

周秀珍：*103* 岁

——不吃补药，爱吃肉

在人类的饮食当中，除了五谷杂粮以外，肉类的作用也不能忽视。

长寿的条件之一是饮食均衡，尤其要保证蛋白质的摄入量。心脑血管疾病通常起因于血管壁的强度降低，而蛋白质的功能之一就是构筑血管等组织和器官。另外，它还有助于增进免疫功能。但是，过去人们普遍认为上了年纪以后饮食方面应多吃以蔬菜为主的清淡菜肴。最近这一主张受到了越来越多人的反对，既然以健康体魄进入了中老年，就应避开低蛋白的误区，适当摄取肉类食品以补充蛋白质。周秀珍这位百岁老人，之所以可以长寿，正是因为她不吃补药，爱吃肉。对肉的嗜好，使老人拥有了健康的体魄。

周秀珍自出嫁以后，就开始负责整个家族的生活，一个人要做几十个人的饭，除此以外还要做鞋、纺纱，一刻也没闲过。她虽然没有读过书，却把一家人的生活照顾得妥妥当当，勤勤恳恳地度过一生。

老人现在跟儿子、儿媳妇住在一起，已经是五世同堂。最大的儿子已82岁，最小的玄孙才2岁，子子孙孙聚在一起有一百多人。老人虽然已经满头银丝，但是精神却非常好，中气十足。百岁老人一直维系着这个五世同堂的百人家庭。周老太太为人和气，每逢生日，村民都会主动来给老人庆生。

养生要注意吃什么，还要注意不吃什么，奇怪的是，周秀珍老人从来不忌口。据知，老人年轻时就喜欢吃扣肉，因为现在没有牙齿了，所以更偏爱肥肉了。而且老人的饭量特别好，一顿能吃整整一碗饭，吃饭速度也是全家最快的。周奶奶一点都不忌口，肥肉、酸菜、剁辣椒、霉豆腐，等等，老人都很喜欢吃。老人还有一个习惯就是喜欢喝水，年轻时每天能喝六七杯，现在每天也能喝五六杯水。

很多老人的养生方法是每天都要出去锻炼身体，而周秀珍老人却不一样，老人不爱运动，每天除了睡觉以外，就是静坐，然而老人家的身子骨却硬朗得很。医生也说，这位老太太的身体比60岁老人的身体还要好。现在老人只是牙齿脱落，耳朵有点失聪，除此以外，周秀珍老人没有老年人常患的高血压等老年病。

周奶奶的家人也都很长寿，好几位都是90岁以上的寿星，不知道有没有遗传的因素，但是跟老太太平时的生活起居饮食习惯，以及老太太按照自己的饮食理念来照顾家里饮食是分不开的。由此，我们总结周奶奶的长寿秘诀就是，多喝水、多吃肉。

像周秀珍老人这样身体硬朗的百岁老人不在少数，但是像周秀珍老人这样的饮食习惯，在百岁老人中少之又少。看来养生之道、长寿之方真的是五花八门。然而，吃肉也是要研究分析的，吃肉也要吃得科学才能达到长寿的目的。那么吃肉有什么讲究呢？接下来，为大家讲解吃肉的科学。

长寿贴士：肉的功效

肉类是我们饮食中不可或缺的一种食物，尤其是猪、牛、羊肉更是日常饮食中必不可少的佳品。

1. 猪肉。猪肉是人体蛋白质和脂肪的主要来源之一，猪的瘦肉和肥肉分别含有蛋白质16.7%和2.2%，脂肪28.8%和90.8%，水分是53%和6%。猪肉中含有丰富的磷和铁，并且猪肉中的锌也是儿童智力生长发育所必需的元素，与肉结合的铁才容易被人体吸收。其他一些微量元素如锰、硅、硒、氟等也都含有。猪肉具有补肾、养胃、滋肝、润肌肤、滋阴润燥的功效。

2. 牛肉。牛肉中含有的蛋白质、脂肪、维生素A、B族维生素、维生素D、钙、铁、磷等非常丰富，营养价值很高，是滋补强壮的上品。牛肉在强筋骨、养脾胃、安中益气、消水肿、除湿气等方面有很好的药用功效。

3. 羊肉。羊肉所含的钙质、铁质都高于猪肉，对贫血、肺病及体质虚弱的人非常有益。每100克羊肉中含有蛋白质17.3克、碳水化合物0.5克、脂肪13.6克、钙15毫克、铁3毫克、磷168毫克、胆固醇70毫克，以及其他一些微量元素。羊肉可以益气补虚、温中暖下，是治疗虚痨、腹痛、腰膝酸软、产后虚冷的最佳食品。

很多老人都是喜欢吃肉的，但是因为老人有高血压、心脑血管病、脂肪肝、动脉硬化等易患疾病，使老人吃肉就成了一个现实却敏感的话题。老年人想吃，又怕吃出病来。像周秀珍老人这样不忌口又大口吃肉的百岁老人是十分罕见的。下面简单介绍应该怎样吃肉，才能养生长寿。

1. 讲究吃肉。肉类营养丰富，含有多种人体必不可少的物质，也是解"馋"的首选食物。但老人进食过多脂肪显然有损健康。所以，吃猪肉、牛肉、羊肉，就不如吃鹅肉、鸭肉、鸡肉。故有人提出："吃畜肉不如吃禽肉，吃禽肉不如吃鱼肉。"这话是很有道理的。

2. 肉与豆类搭配。因为豆制品中含有大量卵磷脂，可以乳化血浆，使胆固醇与脂肪颗粒变小，悬浮于血浆中，不向血管壁沉积，能防止动脉硬化斑块的形成。肉与豆类搭配能够化解吃肉带来的副作用。

3. 骨头汤。喝汤比吃肉好，原因是肉汤不仅鲜香味美，其蛋白质、钙、镁、磷含量更高。故常炖骨头汤喝，脂肪可减少30%～50%，胆固醇下降，不饱和脂肪酸增多，是老人理想的营养品。

4. 多吃鱼肉。鱼肉是肉食中最好的一种，其肉质细嫩，比畜肉、禽肉更易消化吸收。同时鱼肉中脂肪含量低，对防治心脑血管疾病更为妥当，常吃鱼还有健脑作用。因此，对中老年人提倡多吃鱼。

5. 瘦肉不多吃。不吃肥肉多吃"瘦肉"可以吗？以猪瘦肉为例，其中有一些肉眼看不见的隐性脂肪，约占20%。这对于患有高脂血症、心脑血管病、动脉硬化及脂肪肝等病的老人，多吃也是不宜的。

大文豪巴金：*101*岁

——爱茶不爱酒，活得更长寿

人体对于水的需求也很重要，其程度几乎不亚于食物。而饮茶解渴是中国人一种上升到文化层次的全民习惯，殊不知茶还是保健养生的好东西，更被称为中老年人的最佳饮料。

据科学测定，茶叶不光含有丰富的蛋白质、茶多酚、咖啡因和脂多糖等近三百多种成分，还含有十多种人体所需维生素。饮茶对调节人的生理功能发挥多方面的保健作用和药理作用。茶叶中所含的矿物质和维生素可以防治多种病症，喝茶有助于改善血管，促进消化，唐代陈藏器就曾强调"茶为万病之药"。茶不但对多科疾病都有治疗效能，而且还能起到延年益寿、抗老强身的作用。我国著名的长寿作家巴金老先生能够跻身百岁老人的行列，与其长期饮茶的习惯不无关系。

巴金先生是四川成都人，生于1904年，终年101岁。作为中国著名的大文豪，巴金先生是最长寿的一位。曾经还因为取书摔倒造成损伤，后确诊为胸脊椎压缩性骨折。自1999年2月8日巴金住进上海华东医院后，就再没离开过医院。

除了外伤，先生还患有支气管疾病，却能长寿地度过晚年，对于养生他老人家的确有着一番独特的见解。先生认为"人生七十方开始，心宽康乐寿自高"。他的人生是对养生哲理的最好补充。

先生能够成为作家中的长寿冠军还得益于饮茶。先生不管走到哪里始终是茶不离口，而且各种各样的茶都喝，用先生的话来说茶是提神醒脑的良药，往往能唤醒写作的灵感。先生很认可这句话：中国人的最佳饮品就是茶水。的确，茶对人体的好处很多，有时候可以起到药物达不到的作用。提起先生的嗜茶，众人皆知。他常喝云南下关沱茶，偶尔换换口味，但又回头喝沱茶。另外，先生是一个知足而常乐的人，他喜欢自然，喜欢在自然的环境中学习或者沉思。先生生活得很淡然，饮食有节，这些都是他长寿的条件。

先生晚年由于身体原因不适合体育锻炼，但他仍然对文学保持着高度兴趣，从不偏废学问，他过着安静的生活，宠辱不惊，高尚情操怡然而生，常常自己静静地思考一些问题，而且思想更加深刻。从晚年开始，先生比之前更注重健康的生活方式：严禁烟酒，只喝茶。他终身不嗜烟酒，从源头上堵住了病根，呵护着他健康的体魄。他还常常和一些小孩子做伴，这令他每天心情都特别舒畅，在平淡又充实的生活中享受快乐。

现年74岁的巴金侄子李致说，叔叔给他讲的四句话，给给他的一生带来很大的影响，这四句话是：读书的时候用功读书，玩耍的时候放心玩耍，说话要说真话，做人得做好人。

先生的书给我们留下了巨大的精神财富，先生的养生观念也留给我们很多启示，值得后人多多学习。如果我们像先生那样规律饮食，远离烟酒，多喝茶，勤用脑，在健康长寿的追寻中一定会减掉很多烦恼。

但是需要注意的是，饮茶是一门学问，需要正确掌握科学的饮茶规律。什么时间喝什么样的茶，什么身体适合什么茶，不同茶的不同功效等喝茶注意事项都需要我们多加留意，只有对"症"喝茶，科学饮用，才能最大限度发挥它的保健作用，使我们健康又长寿。

长寿贴士：饮茶之忌

虽然喝茶好处多多，但是我们应该正确饮茶，否则不但起不到预期的养生效果，反而适得其反，给身体带来不必要的伤害。下边几种饮茶误区需要我们特别注意：

1．喜喝新茶。由于新茶存放时间短，含有较多的未经氧化的多酚类、醛类及醇类等物质，对人的胃肠黏膜有较强的刺激作用，易诱发胃病。所以新茶宜少喝，存放不足半个月的新茶更应忌喝。

2．喝头遍茶。由于茶叶在栽培与加工过程中受到农药等有害物的污染，茶叶表面总有一定的残留，所以，头遍茶有洗涤作用应弃之不喝。

3．空腹喝茶。空腹喝茶会稀释胃液，降低消化功能，加上水吸收率高，致使茶叶中不良成分大量入血，很容易引发头晕、心慌、手脚无力等症状。

4．饭后喝茶。茶叶中含有大量鞣酸，鞣酸可以与食物中的铁元素发生反应，生成难以溶解的新物质，时间一长引起人体缺铁，甚至诱发贫血症。正确的方法是：餐后1小时再喝茶。

5．发烧喝茶。茶叶中含有茶碱，有升高体温的作用，发烧患者喝茶无异于"火上浇油"。

6．胃溃疡患者喝茶。茶叶中的咖啡因可促进胃酸分泌，升高胃酸浓度，诱发溃疡甚至穿孔。

7．喝一种茶。一年四季气候不同，喝茶种类宜做相应调整。春季宜喝花茶，花茶可以散发一冬淤积于体内的寒邪，促进人体阳气生发；夏季宜喝绿茶，绿茶性味苦寒，能清热、消暑、解毒，增强肠胃功能，促进消化，防止腹泻、皮肤疮疖感染等；秋季宜喝青茶，青茶不寒不热，能彻底消除体内的余热，使人神清气爽；冬季宜喝红茶，红茶味甘性温，含丰富的蛋白质，有一定滋补功能。

生物学家郑集：*110*岁

——十上黄山，锻炼又养性

著名养生专家郑集先生说过，最好的医生是养生。健康需要保养，需要我们的身和心都处在一个正常运行的和谐状态，这需要我们时常锻炼，滋养身心，登山就是这样一种锻炼又养性的运动，是户外运动的绝佳选择。

爬山真的是一项很好的有氧运动，不仅能增强人体的血液循环功能，使人的肺活量及心脏收缩力增大，更好地吐故纳新，促进呼吸系统循环，同时还能降低血糖，增加贫血患者的血红蛋白和红细胞数。爬山还可使人的体温调节机制处于紧张状态，从而提高人体对环境变化的适应能力，增强人体免疫力。另外对哮喘等疾病也可以起到辅助治疗的作用，山中空气含有更多的负氧离子，对人的神经系统具有良好的营养和调节安抚作用。我国著名养生达人郑集老先生就是登山运动最大的受益者。

作为中国营养学的奠基人，中国生物化学、衰老化学的开拓者之一，郑集本人更是身体力行的养生专家，他用自己的一生书写了一段不朽的长寿传奇。

郑老出生于1900年5月6日，祖籍四川南溪，2010年7月29日因肺部感染医治无效逝世，享年110岁，被誉为"世界最长寿教授"和世界最高龄作家。2004年，郑老所在的南京大学收到来自"英国剑桥国际人物传记中心"的祝贺信，授予他"21世纪最有成就奖"。

作为营养学家，郑老是当之无愧的养生大师。对于养生，他自己就是最好的榜样，这得益于他科学有效的养生理念和优良生活作风。他生活规律，饮食合理，让郑老年逾古稀仍然精神矍铄。大半生在南京大学医学院和生物系执教的郑老一生桃李满天下。自身更是研究不懈，进入古稀之年后，他还大刀阔斧地开辟了衰老生化机制研究。他提出的衰老机制的代谢失调学说为中国衰老生化奠定了基础，对我们现在养生有至关重要的启示作用。曾先后参与创办中国营养学会、生物化学会，是中国营养学会首任理事长。

郑老治学严谨，为人却十分简朴，无私，他还曾变卖家产，为学校捐款设立清寒奖学金和学术基金。郑老百岁后仍然坚持工作，他还常常在家中向年轻人传授锻炼秘诀。郑老常说："年纪大了千万不要怕动，不间断地运动可以使人血脉流通、器官调和。"热爱运动的郑老经常参加各种运动，尤其喜欢登山。到80岁时，还曾登上青城山顶，91岁时，他第9次登上了黄山。

提起登山，郑老认为是保持健康、长命百岁的一个重要法宝。郑老一生酷爱登山，曾经无数次攀爬祖国的各个大山、小山。郑老说登山是一项很好的有氧运动，不仅锻炼体能，还能陶冶性情。的确，正是由于经常登山，郑老才保持一个健康的体魄，登山运动不仅使得机体得到了有效的锻炼，预防各种疾病，还培养了耐性，磨炼了意志，放松了精神，滋养了身心。

在学生眼里，郑老是一位敬业又开朗的好老师。正是由于如此积极的心态和生活作风才令他精力充沛地走向长寿。然而，长寿的郑老本身有基础疾病，肠道里甚至还有个肿瘤，但是他一直顽强地和病魔搏斗，从不言败，终于留下了一生精彩的传奇，他的养生之道将继续为更多的人服务。

我们可以从这位专业级的长寿老人身上学到太多实用的养生方法。如科学饮食、加强运动、调节心理、规律起居、培养良好的生活习惯，等等。另外，有条件者可以适当地登山锻炼，吸取新鲜空气，滋养身心。

养生应该成为我们的习惯，健康长寿不能寄希望于一朝一夕，锻炼身体关键在平时。我们要从日常习惯做起，远离不科学的作息，并适当告别繁忙紧张的城市，增加接触自然的机会，放松身心，吐故纳新，适度休整，才能更好地工作和生活。

长寿贴士：登山养生八注意

登山是一项有益身心健康的运动，不仅可以锻炼身体，还可以陶冶情操。但是登山也是一项颇费体力且容易发生意外的运动，需要我们多加小心，登山注意事项如下：

1. 注意因人而异。登山虽然是一项很好的健身活动，但并非人人适宜。尤其是老年人，在准备登山前最好先检查一下身体，心脏病患者不宜登山。登山体力消耗较大，血液循环加快，会加重心脏负荷，容易诱发心绞痛、心肌梗死。有心脏问题的老年朋友如果实在想登山，也要与家人同行，选择一些坡度不大的山慢慢爬，中途多休息，并带上预防冠心病突发的急救药。另外，有癫痫、眩晕症、高血压、肺气肿的患者，也不宜爬山。

2. 注意上山时间。最好太阳出来后开始登山。老人眼神不太好，摸黑出门锻炼容易出危险。而且早晨是一天中气温最低的时候，室内外温差很大，老人猛地受寒，容易发生血管痉挛，因此早饭后再去登山为好。登山时穿衣要注意保暖，鞋要合适跟脚，最好穿轻便防滑的旅游鞋，严禁高跟鞋和紧身衣。

3. 注意多喝水。早晨是人体血液黏稠度最高的时候，也是心脑血管病发作的高峰时段。登山前哪怕是不渴也要喝一杯水，既可稀释血液，又可减轻运动时的缺水。登山时也要注意随时补充水分，最好是含有适当糖分及电解质的饮料，可以减轻疲劳感，尽快恢复体力。

4. 注意循序渐进。登山前应做些简单的热身活动，然后按照一定的呼吸频率，逐渐加大强度，避免呼吸频率在运动中发生突然变化。登山的高度和时间应根据自己的体力和平时活动情况而定。坡度不宜过大，时间不宜过长，速度不宜过快，以身体没有不良反应、无明显气喘为度。如果感觉疲劳，或者有心慌、胸闷、出虚汗等，应立即停止运动，就地休息，千万不可勉强坚持。

5. 注意不要迷路。老年人登山应选择人较多的线路，避开悬崖峭壁和荆棘丛生的小路，不要钻那些没人走的山林。上山时间不要太早，下山时间不要太晚，有条件最好带上通讯工具如手机，万一发生意外，便于同外界联系。

6. 注意科学休息。登山中途休息应长短结合，短多长少。短休息控制在10分钟以内，以站着休息为主。长时间休息可在20分钟以内，但不要马上坐下，应站一会儿再坐下休息。休息时，可以自己或相互按摩一下腿、肩、颈等部位的肌肉。注意不要躺倒休息，还要穿上衣服，防止着凉。

7. 注意防滑防摔。老年人腿脚不太灵便，爬山时最好拄一根拐棍，并注意身体前倾。步伐要稳，更要避开路滑的地方，防止崴脚或滑倒。

8. 扭伤切忌局部按摩。在登山中发生急性扭伤时，切忌局部按摩或热敷，最好冷敷20～30分钟，能起到消肿和止痛作用。

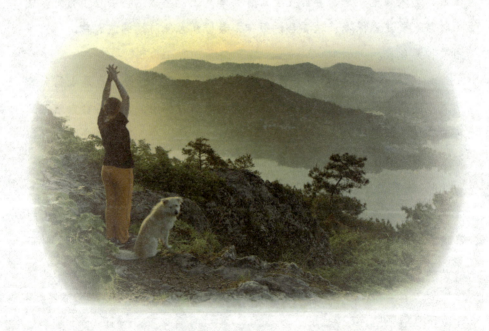

附录

健康百岁养生诀

三不：不愁、不恨、不怒

三要：要笑、要跳、要俏

三养：营养、保养、修养

三补：神补、食补、药补

三慎：慎药、慎食、慎激动

三勤：脑勤、手勤、脚勤

三开：开通、开明、开朗

三忘：忘年龄、忘名利、忘怨仇

三戒：戒多劳、戒懒惰、戒纵欲

三乐：读书乐、运动乐、知足乐

三慢：进食慢、排便慢、改变体位慢

三动：脑力劳动、体力劳动、社会活动

三有：起居有常、饮食有节、动作有序

三不：不怕老、不卖老、不服老

三闲：不听闲话、不管闲事、不生闲气

三忌：忌暴饮暴食、忌停止用脑、忌闭门不出

三得：想得开、看得开、丢得开。

三寡：寡欲养精、寡言养气、寡思养神

三自：珍惜自己、开发自己、看得起自己

三观：正确的人生观、价值观、金钱观。

三化：学习经常化、名利淡泊化、饮食多样化。

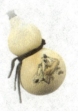

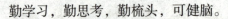

益寿三字经

勤学习，勤思考，勤梳头，可健脑。

勤洗脸，容颜俏，勤洗澡，肤病消。

勤运指，可益智，勤运目，视力好。

勤走路，腿脚灵，勤交谈，舌灵巧。

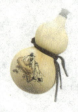

勤鼓耳，听力健，按摩腹，消化好。

勤刷牙，防龋齿，勤叩齿，牙固牢。

勤咽唾，保健液，足常摩，心肾好。

衣与被，勤洗晒，讲卫生，疾病少。

亲友间，勤交往，常聊天，少烦恼。

勤养神，精神好，勤运动，抗衰老。

勤体检，防疾病，都做到，健康保。

经常笑，变化少，心胸宽，寿自高。

善交往，广爱好，心情畅，睡眠好。

遇事忍，不急躁，多谦让，少烦恼。

人到老，莫烦恼，忧愁多，催人老。

常锻炼，抗衰老，量力行，莫过劳。

调饮食，莫过饱，身体健，疾病少。

心不顺，养花草，听音乐，怒气消。

勤动笔，读书报，常用脑，记忆好。

三字经，要记牢，保健康，乐陶陶。

鬓发白，近古稀。体渐衰，乃生理。

闲居家，生活变。宜养生，度晚年。

心情好，首当先。勿熬夜，按时起。

一日事，有条理。节奏慢，不宜急。

常知足，心坦然。遇烦恼，不生气。

重修养，淡名利。幽默伴，笑声随。

老来俏，忘年纪。多会友，常交心。

多散步，勤锻炼。头常梳，足常洗。

腹常摩，肛常提。气候变，增减衣。

防感冒，莫大意。有了病，及时医。

信科学，常查体。躲噪声，保听力。

防骨折，钙不离。粗杂粮，瓜菜鲜。

宜清淡，少油腻。多吃醋，少糖盐。

七分饱，也不饥。酒少饮，烟不宜。

多水果，防便秘。年龄增，不自弃。

习书画，涂几笔。听音乐，调情志。

养花鸟，更消遣。情趣多，体脑健。

持之恒，不间断。寿必高，享天年。

动为钢，步经常。日三餐，讲营养。

勿暴饮，宜定量。重食疗，四味香。

起居处，通阳光。须早起，睡硬床。

勤沐浴，体舒畅。会休息，才健康。

常梳发，擦面庞。舌舔腭，叩齿响。

背宜暖，咽津常。摩腹部，护胸膛。

不吸烟，酒少量。讲和睦，心宽畅。

恐与怒，肾肝伤。忧和郁，神不爽。

若悲戚，肺不强。莫愁虑，去妄想。

着衣服，按体量。行路时，防碰撞。

精气神，善调养。应知足，乐常享。

爱整洁，环境良。笑一笑，年少壮。

勤用脑，寿延长。民体健，国富强。

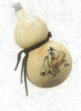

食好经，保寿长。炖为先，炒列后。

烧烤炸，害处多。清炖汤，要多喝。

水果甜，瓜类香。既美容，又营养。

常饮茶，多喝水。重食疗，口味香。

不厌食，不偏食。吃得香，过得实。

调精神，巧运动。慎起居，要午睡。

勿贪凉，节饮食。

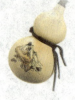

防中毒，居山区，污染少，寿命长。

不嗜烟，少尝酒，常劳动，人开朗。

择住处，调饮食，慎起居，防百病。

灼勿食，冷少饮，隔夜食，忌沾唇。

阳春到，去踏青，慢减衣，防宿病。

夏日炎，保睡眠，汗时睡，不迎风。

金秋时，天渐凉，出远门，备衣裳。

严冬至，要锻炼，适进补，加营养。

济危困，献爱心，道德全，更长生。

多礼让，知足乐，让一步，益心情。

助人需，宁舍己，名与利，俱淡泊。

逢悖暴，冷处理，不过喜，少意外。

右侧卧，身如弓，胃脘舒，心轻松。

清晨醒，先养神，缓慢起，坐三分。

南开窗，夏爽凉，迎艳阳，冬保暖。

室素雅，选摆设，挑绿化，挂字画。

迁新居，装潢忙，污染物，必须防。

益寿食，不少见，保健康，细挑选。

衣食简，均合理，知足乐，不慕仙。

纯吃素，营养缺，大胃口，也勿对。

食过精，贪名贵，养失衡，又浪费。

写地书，沉丹田，引吭歌，似气功。

郊外游，沐微风，爬小坡，添快乐。

身常动，疾病少，似户枢，永不蠹。

面常擦，目常揩，鼻常摩，耳常弹。

三分钟，作想象，已如花，缓缓开。

隐秘处，对空气，作搏击，泄胸闷。

调心态，养正气，心舒畅，疾病少。

多访友，常聊天，互勉慰，心胸宽。

放压力，游山水，常嬉戏，身无恙。

兴趣多，爱好广，童心驻，性开朗。

能让人，好宽容，化干戈，作知音。

不攀比，勿暴怒，轻宣泄，身受益。

遇烦事，控情绪，德为本，心神定。

步当车，大有益，常健步，能增寿。

午餐后，走百步，入寝前，散散步。

呼吸法，用腹式，丹田气，更含养。

足独立，手全掌，作平衡，如青松。

三餐食，早餐好，午餐饱，晚餐少。

杂粮内，元素全，蛋白质，肉蛋中。

大豆类，素中素，鱼油类，质更高。

抗老化，维生素，助排毒，纤维素。

食香菇，防癌症，洋葱蒜，软血管。

欲补钙，饮牛奶，求瘦身，瓜果菜。

勤扫除，讲卫生，多晒被，胜消毒。

哇哈哈，用力笑，摩内脏，赶忧郁。

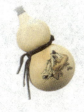

养植物，有选择，小宠物，防病源。

勤洗手，保清洁，去病菌，利健康。

冷洗面，热浴足，常梳头，多漱口。

用电脑，须适度，防过劳，睡勿迟。

晒太阳，人开朗，到老时，骨勿松。

清香雾，喷脸上，提精神，容光发。

三字经，用心学，健康到，全家福。

一百二，现代人，难达标。究其因，

细听讲，生活好，纵贪欲，鱼肉鲜，

吃无度，酒精香，饮无度，麻将乐，

玩无度，香烟乐，吸无度。血脂高，

血压高，血糖高，无商量。欲寿高，

戒七情，喜伤心，怒伤肝，忧伤肺，

思伤脾，悲伤肺，恐伤肾，惊伤肾，

切牢记。中老年，欲寿高，生物钟，

须按时。鱼肉少，蔬菜多，适运动，

寻快乐，唱唱歌，跳跳舞，学画画，

学电脑，兴趣多，乐事多。知足乐，

助人乐，自得乐，全家乐。身体健，

寿自长。人之初，动与静，过静弱，

过动伤。黄冬瓜，利排尿，姜葱蒜，

治感冒。太极拳，龙泉剑，常散步，

宜慢跑。芹菜香，降压妙，大白菜，

促脾好。养生道，勤锻炼，贵经常，

保康健。梨香蕉，能润肺，苹果枣，

补气血。老年期，贵律生，合理睡，

适寒暑。西瓜甜，利小便，菠萝甘，
利于肾。右侧卧，体如弓，宜屈腿，
身放松。茶常饮，可宜人，助消化，
提精神。头宜凉，足宜暖，先睡心，
后睡眼。休怨气，去烦恼，少忧虑，
常开心。粗细粮，搭配好，减脂肪，
盐糖少。日看报，月读书，明事理，
思敏捷。早餐精，午餐好，晚餐少，
八分饱。东篱菊，悠悠情，淡泊心，
得永年。高蛋白，微元素，维生素，
要摄入。食萝卜，消气胀，吃韭菜，
壮肾腰。齿常叩，津常咽，耳常弹，
鼻常揉，眼常运，面常搓，足常摩，
腹常旋，肢常伸，肛常提，常按摩。

养生一字经

晨起一杯水，到老不后悔。常吃一点蒜，消毒又保健。
多食一点醋，不用上药铺。多吃一点姜，益寿保安康。
每天一只果，老汉赛小伙。乱吃一顿伤，会吃千顿香。
饭前一碗汤，胜开好药方。饭后一支烟，伤肝得胃病。
多练一身功，老来少一病。练出一身汗，小病不用看。
干净一身轻，不净百病生。一药一个性，乱服会丧命。
无病一身福，有财万事足。要活一百多，心胸常开阔。

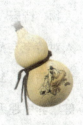

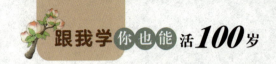

跟我学你也能活100岁

健康养生趣谈

（一）古人养神诗趣谈

养神，是延年益寿的良方。

东晋名士陶渊明，有诗《饮酒》曰："采菊东篱下，悠然见南山。山气日夕佳，飞鸟相与还，此中有真意，欲辩已忘言。"这首典型的养神诗，反映了他远离尘嚣、恬静安谧、与世无争的田园生活。同时，诗中讴歌了能够陶冶情操、空气清新、风景优美的大自然。真是境与意会，物与心融，妙不可言！

诗坛寿星陆游一生坎坷，却寿至85岁高龄。他对延年益寿的学问相当关注，饶有心得。诗云："吾身本无患，卫养在得宜。一毫不加谨，百疾所有滋。"他还经常劳动，以活跃身心、抵御衰老。诗云："八十身犹健，生涯学灌园。午窗无一事，梨枣弄诸孙。"陆游年老了，仍手不释卷："万卷古今消永日，一窗昏晓送流年。"真是"读书有味身忘老，无诗三日却增忧"。

唐代大诗人白居易，自号"乐天"，然而生逢乱世，他饱受折磨，致使病痛缠身，到了不惑之年，方知"不得长欢乐"，是"人生不满百"的原因，从而开始注重情志养生，"以道活心气，终岁得晏然"，逐渐变成了真正的"乐天派"人物。诗云："始知年与貌，衰盛随忧乐，不畏复不忧，是除老病药。"洋溢着诗人对待老与病的正确观念。"七旬才满冠已挂，半绿未及车先悬"，退休后，他生活清闲，致力于诗歌创作。"生事纵贫犹可过，风情虽老本全清"，正是其乐健康养生趣天精神的自我写照。

有诗圣之称的杜甫，其《江村》诗写道："清江一曲抱村流，长夏江村事事幽。自去自来梁上燕，相亲相近水中鸥。老妻画纸为棋局，稚子敲针作钓钩。多病所须惟药物，微躯身外复何求。"指出人生病后，宜安下心来，专心致志治病。

240

此外，还要从事一些有益于身体康复的活动，如下棋、钓鱼等，以静心宁神。

被誉为"一代文星兼寿星"的清代诗人袁枚，其诗"老行万里全凭胆，吟向千峰屡掉头。总觉名山似名士，不蒙一见不甘休"，道出了他之所以长寿，主要在于长期进行旅游活动，身体得到锻炼的结果。他"生于康熙，长于雍正，仕于乾隆，老于嘉庆"，终年82岁。故诗人蒋诗曾作"八十精神胜少年，登山足健踏云烟"的寿词以颂之。

（二）名人养生联撷趣

古往今来，有不少吟咏养生之道的名联佳对，它们不但赋予读者艺术享受和文化营养，而且是养生和益寿的良方。

清代名士张仲甫撰写过一副脍炙人口的养生联："贪嗔痴，即君子三戒；定戒慧，通圣五经言。"此联把儒教的入世和佛经的出世兼收并蓄地合为一体。意思是说，佛教上讲的贪婪、嗔怒、愚痴和《论语》上讲的"君子有三戒"是一样的，只有务必戒除，才能益寿延年；而佛家所讲的则是坚持恪守，才能健康长寿。细细品味联语，颇具科学哲理，令人击掌称绝。

清代两江总督张之洞也撰写过一副养生名联："无求便是安心法，不饱真为祛病方。"此联与《尊生格言》中的"节食以去病，寡欲可延年"的养生经有异曲同工之妙，实为养生联中的佳品。

清代名人翟公栾曾自撰一副养生联："静亦静动亦动，五脏克消失欲火；荣也忍辱也忍，生平不履于危机。"此联讲的是动静相宜、宠辱不惊的养生之道。对那些经常搅心伤神、容易动肝火之人，真可谓是一剂妙药良方。

"乾坤容我静，名利任人忙。"此联悬挂于浙江舟山普陀寺，与翟公栾佳联有异曲同工之妙，是名僧苏曼殊所撰写。

"你眉头着甚么焦，但能守份安贫，便收得和气一团，常向众人开笑口；我肚子这般样大，总不愁穿虑吃，只讲个包罗万象，自然百事放宽心。"这则由清

241

末四川江津才子钟云舫题于新都宝光寺的笑佛联，褒扬了笑的养生之功，寓意深沉，富于哲理。

著名作家冰心94岁时写了一副养生妙联："事因知足心常乐，人到无求品自高。"此联阐述了"知足""无求"亦能养生的道理，也是她94年高寿的经验总结，其寓意深远，值得品味。

著名书法家费新我自题养生联云："勤劳艰忍，积极乐观，为身心自强要道；美景天籁，阳光清气，乃造化所赐补方。"上联于朴实言词中透出勃勃生机，下联从幽雅意境里显现造化神功，实为难得的一副养生佳对。

在我国博大精深的对联艺术中，不乏吟咏养生之道的佳对妙联，如果能按照这些佳对妙联的内容去做，对身心健康是很有益处的。

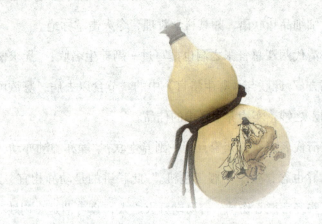